HOW TO EAT

(And Still Lose Weight)

如何吃

（仍能維持減重）

掌握身體代謝機制 ——— 與 ——— 大腦慾望的科學

DR. ANDREW JENKINSON

安德魯・詹金森醫師 ——— 著　吳國慶 ——— 譯

目次

推薦序 　　007
各界好評　　011
序　　017
導言　　021

PART 1　BODY: How We Adjust to Modern Food
第一部　身體：我們如何適應現代食品

第 一 章　飲食學校　　033
　　　　　瞭解體重控制
　　　　　Diet School: Understanding Weight Control

第 二 章　現代廚房　　061
　　　　　瞭解我們的飲食環境
　　　　　The Modern Kitchen: Understanding Our Eating Environment

第 三 章　超級食物　　091
　　　　　超加工食品裡面含有什麼東西，它們到底如何影響人們的健康？
　　　　　The Ultras: What Is Inside Ultra-Processed Foods and How Do They Affect Our Health?

第 四 章	造成肥胖的不是食物中的熱量，而是熱量食物	105
	解釋食物中的增加體重訊號	
	It's Not the Calories in the Food, It's the Food in the Calories: Explaining the Weight-Gain Signals in Food	
第 五 章	植物藥	123
	Plant Medicine	
第 六 章	關於運動	133
	On Exercise	

PART 2　　MIND: How Our Brains Handle Modern Food
第二部　　頭腦：大腦如何應對現代食物

第 七 章	你是誰？	149
	瞭解無意識行為──習慣和獎勵	
	Who Are You?: Understanding Unconscious Behaviour-Habits and Reward	
第 八 章	當心你的四周	167
	環境如何造就我們	
	Beware of Your Surroundings: How Our Environment Makes Us Who We Are	

PART 3　　BALANCE: How to Change Your Habits and Improve Your Health
第三部　　平衡：如何改變習慣並改善健康

第 九 章	改變與控制 Change and Control	179
第 十 章	烹飪學校 Cookery School	209
第十一章	最後點餐 食物為何重要 Last Orders: Why Food Matters	235
第十二章	全球廚房 Global Kitchen	241

致謝　　　　　　　　　　　　　　　　　　　　　　　　　267
Acknowledgements

推薦序
迎向健康生活的科學指南

林佳靜／生化代謝暨功能性醫學營養師

分子細胞生物學博士候選人

當我正目不轉睛盯著螢幕，拜讀出版社提供給我，安德魯・詹金森博士（Andrew Jenkinson）繼 *Why we eat*（*too much*）的又一力作：*How to eat*（*and still lose weight*）的純文字檔書稿時，全然沒有察覺正望向我並低語的同事們：「佳靜在樂啥呀？瞧她不時點頭稱是、一會兒又會心一笑……」

是的，本書字裡行間讀來，我不能夠再同意安德魯・詹金森博士更多了。誠如我過去在書中、媒體上總叨念著，關於健康管理，首先要有「身體就是一座龐大且複雜的化學反應工廠」的觀念……那麼減肥怎麼會只是控制熱量的問題？減肥不能只靠意志力，因為你的荷爾蒙永遠能戰勝你的意志力，要靠科學化管理、讓好習慣勝過好體質……

在這本書中，詹金森博士延續他對肥胖和飲食行為的深入研究，針對那些希望在享受美食的同時仍能保持或達到理想體重的人，提供了實用而科學的指導。

如果你也想在追求減肥且健康、年輕、美、帥的道路上，事半功倍，那麼立刻買下這本書！且讀懂它！

詹金森博士在書中首先強調，減肥並不是簡單的熱量計算或是短期的節食行為，而是一種生活方式的轉變。他指出，傳統的減肥觀念往往忽視了人體的複雜性，特別是內分泌系統、腸道健康和心理因素在體重管理中的重要作用。因此，他強調，一個有效的減肥計畫必須考慮到這些多方面的因素。

書中，詹金森博士詳細解釋了現代飲食環境中常見的陷阱，特別是高糖、高脂肪和高度加工食品的危害。他指出，這些食品不僅熱量高，而且還會擾亂我們的荷爾蒙平衡，導致飢餓感增加和代謝減慢。他特別強調了胰島素的作用，這種激素在控制血糖水平和脂肪儲存方面扮演著關鍵角色。高糖飲食會導致胰島素水平升高，從而促進脂肪儲存並抑制脂肪分解，使減肥變得更加困難。

此外，詹金森博士還深入探討了腸道菌群在體重管理中的作用。他指出，健康的腸道菌群有助於維持正常的代謝功能和免疫系統，而不健康的飲食習慣則會破壞這一平衡，導致肥胖和其他健康問題。因此，他建議讀者多加攝入富含纖維的食物，如水果、蔬菜和全穀物，這些食物有助於腸道健康，並能延長飽腹感。

詹金森博士認為壓力和睡眠不足也是影響體重的重要因素。壓力會引發皮質醇的分泌，這種激素會促進食欲，特別是對高糖和高脂肪食物的渴望。同時，睡眠不足會干擾荷爾蒙的平衡，導致飢餓感增加和代謝減慢。詹金森博士建議讀者通過冥想、瑜伽或其他放鬆技術來管理壓力，保持規律的睡眠習慣，以促進整體健康和體重管理。

在具體的飲食建議方面，詹金森博士強調了天然未加工食品的重要性。他建議讀者選擇新鮮的水果、蔬菜、瘦肉、魚類和全穀物，這些食物不僅營養豐富，而且有助於保持長時間的飽腹感，防止過度飲

食。他還建議適量攝取健康脂肪，如橄欖油、堅果和魚油，這些脂肪有助於支持腦部功能和心血管健康。詹金森博士還提到，飲食的規律性和適度運動，對於體重管理同樣重要。他建議讀者建立規律的飲食時間表，避免長時間的禁食或過度飲食，這有助於維持穩定的血糖水平和代謝率。適度的運動，如散步、游泳或騎自行車，不僅有助於消耗多餘的熱量，還能改善心情和壓力水平，進一步支持體重管理。

除了科學的飲食和運動建議，詹金森博士還強調心理因素在減肥過程中的重要性。他指出，自我認知和情緒管理對於成功減肥至關重要。許多人在面對壓力或情緒低落時，會轉向食物尋求安慰，這種行為往往會導致體重增加。因此，他建議讀者學會識別和管理情緒的觸發因素，通過健康的方式處理壓力，如寫日記、與朋友交談或參加興趣班等。

《如何吃（並且仍然減肥）》不僅是一部科學的減肥指南，更是一部關於健康生活方式的全面手冊。詹金森博士以其深厚的專業知識和豐富的臨床經驗，為讀者提供了切實可行的建議，幫助他們在享受美食的同時，實現和維持健康的體重。這本書既適合那些正在尋求減肥方法的人，也對那些希望了解更多關於健康飲食和生活方式的人具有啟發性的意義。

安德魯・詹金森博士的著作，通過結合科學研究和實踐經驗，為讀者揭示了減肥的真正秘訣，並提供了具體的策略和工具，幫助每個人都能在不犧牲生活品質的前提下，達到理想的健康目標。無論你是初次嘗試減肥，還是希望改變已經嘗試過的減肥方法，這本書都將成為你不可或缺的指南和支持。

令人讚嘆的,本書不只具有科學專業性,更是一本「充滿智慧」的大作。

各界好評

「想瘦就要瘦一輩子」,這是許多人重要的生活目標。實際上,健康飲食並不只是為了減肥,常日中攝取的食物將直接影響人體的健康狀況。因此,正確的飲食習慣是至關重要的。

減肥要避免嚴苛的節食或極端的另類方法。注重飲食均衡和多樣性,確保能全方位地攝取足夠的營養素,避免高糖、高脂肪和加工食品。完善飲食結構有助於維持身體機能正常運作,就可以更好地控制體重。

此外,健康飲食也應該結合適量運動,無論是有氧運動還是力量訓練,增強代謝功能,都能為減肥、塑身及身心健康提供幫助。

How to Eat 除了告訴我們持續瘦身保持的 how to do,更關鍵是協助建立健康的飲食習慣,現在就可以開始正確的飲食習慣,遠離慢性疾病,提升生活質量,一起迎接更健康的未來!

高敏敏／健康飲食營養師

學會如何吃東西對減重到底多重要！？

你能學會怎麼攝取均衡的營養，促進健康，更有效地燃燒脂肪。能學習控制熱量攝取，達到減重目標。學會規劃飲食可以幫助你避免暴飲暴食，保持飽腹感，減少對高熱量零食的渴望。更重要的是，飲食不僅僅是生理需求，也是心理需求。學會健康的飲食習慣可以幫助你識別和避免情緒化飲食，並用健康的方式應對壓力和情緒，提升生活品質。

通過學會如何吃東西，不僅能達到減重的目標，也能在享受美食的同時，擁有更健康的身體和更快樂的生活。快翻開這本書，開始學習如何正確飲食，為你的健康和體重管理奠定堅實的基礎吧！

許書華醫師／博士
輔大醫院智慧科學體重管理中心主任
輔仁大學商學研究所醫學管理博士
國立台灣大學公共衛生學位碩士（MPH）
台大醫院家醫部總醫師、研修醫師

這絕對是一直在重複減肥中的你必須要有的一本書。減肥失敗⋯不是你的意志力不夠，而是體內有更強大的敵人⋯⋯

我們常常會想用意志力減肥，短時間內也都會有點成效，但為什麼大多最後還是會放棄並回到原點？透過安德魯・詹金森醫師這本新書《如何吃（仍能維持減重）》讓你完整瞭解「身體代謝與大腦慾望的科學」，不再責怪自己「總是管不住嘴又懶惰不運動」──原來這是一件你無法自主控制的事。唯有知己知彼、對症下藥，才能終結肥胖這件事。作者在書中透過許多生活化的舉例，有趣地分析從原因到結果，讓我們瞭解身體的結構和反應，引導讀者看到真正的問題，又同時給予可執行的解決方案。

現在多數人都知道要少吃加工食品多吃原形食物，但為什麼知易行難⋯⋯而且非常難？從遺傳到環境、從食物到行為，造就了現在的我們，不管你滿不滿意這個作品。

我常說「以健康為目標～瘦，只是附加價值」，如何驅動自己做核心的改變？在這本書裡都可以找到科學的答案。

瑪姬老師（紀瀞淇）／健康體重管理師

在診間常聽到這個問題:「我都正常吃,為什麼就復胖了?」這是因為我們在減重過程中,沒有養成身心平衡的飲食和生活習慣。

減重後體重很難維持,這和我們身體的代謝機制有關。當身體減輕時,尤其是肌肉量的減少,會造成基礎代謝率下降,即使保持原有的飲食量,也會導致熱量過剩。同時,瘦素濃度的下降也會增加食慾,這使得控制飲食變得更加困難。

此外,很多人採取的減重方式太嚴格,難以長期維持。減重結束後,很多人就徹底放鬆,回到之前的飲食方式,導致體重反彈。

在《如何吃(仍能維持減重)》一書中,安德魯・詹金森醫師深入解析了這些問題,並提供了實用的解決方法,幫助我們識別並改變不良的飲食習慣。這本書教導我們如何在享受美食的同時也能保持健康,最終達到飲食的平衡與自由。

蕭捷健/減重醫師,美國運動醫學會健身教練講師

這本書談的不光是減脂，還有如何重新建立適合現代社會的健康生活方式。它是一本讓我們更瞭解身體、大腦與飲食環境互動關係的指導說明書，幫助我們藉由簡單具體且可操作的原則，持續地遠離肥胖循環。

這本書可以帶給我們三個重要觀念：

減脂的關鍵並非依賴鋼鐵般的意志，而是改變我們對食物的理解。我們的身體遠比智慧型手機更有智慧，卻經常被當成一台只會計算熱量的機器在使用。如果我們能夠尊重身體的智慧，選擇攝取健康食物，身體就會回應我們，帶來健康和活力。

大腦是一個貪婪又懶惰的器官，我們卻誤以為它能引導我們走向健康。大腦傾向選擇簡單、熟悉且愉快的路徑，在現代社會這個充滿快速、方便又美味的食物環境中，這些選擇裡的不健康成分會慢性地損害我們的身心狀態，並導致肥胖和各種健康問題。

我們必須學習如何尊重身體並調控大腦，幫助我們在這個充滿誘惑的世界中保持健康。書中引導我們覺察身體的感受，理解身體所傳遞的訊息，看見習慣的模式，釐清環境中的誘惑，進而學習調控大腦的衝動。這需要我們對身體、大腦與環境保持敏銳的覺知，才能在各種食物誘惑中做出健康的選擇。

透過書中的指導，我們將能學會如何透過尊重身體、理解食物與覺察感受等方式來養成健康生活方式，跳出不斷重複的肥胖循環。

蘇琮祺／四季心 心理諮商所所長
中華民國肥胖研究學會理事

序

新燃料

　　請想像人類已經開發出一種新的燃料,可以代替汽油加在汽車中。這種新燃料比汽油便宜得多,而且看起來同樣有效,因為汽車的性能在日常使用上似乎不受影響。唯一的問題是新燃料的燃燒速度比汽油快,車子必須頻繁到加油站加油,不過它在每英里的成本效益上,仍然比汽油高。因此,這種新燃料立即大受歡迎。

　　由於新燃料非常便宜,因此生產商還為加油者提供額外的福利。例如在每次加油時,加油站都會贈送讓車主開心的小禮物。而新燃料公司聰明巧妙的廣告,也宣傳著使用新燃料的種種好處。這些廣告非常有效,讓車主在為汽車添加新燃料時感到相當愉悅。

　　除了加油時帶來的滿意感受之外,各種新燃料廣告也開始讓你覺得頻繁加油是很正常的一件事。不論廣告看板或電視廣告上,到處都會出現快樂、美麗的人每天開車去加油的畫面。廣告上的人們看起來都對此感到滿意,車主的過去習以為常的加油行為也因此逐漸改變。一週左右加油一次不再被認為是正常的;相反地,每天補充廉價的新燃料成為大眾的新日常習慣。而為了讓人更容易加油,每隔幾英里就有新燃料的加油站開張⋯⋯而且透過現代高壓油泵,你的油箱可以在幾秒鐘內就加滿。

有些公司還可幫你改造汽車，讓車子有更多新燃料的儲存空間，亦即在汽車外部裝上更大的燃料箱，甚至填滿車門和後行李箱的位置。縱使這種做法具有危險性，還會讓車子變慢，但依舊很受歡迎。幾年之內，路上有三分之一的汽車經過這種改造，讓標準的汽車顯得相對矮小許多。

　　於是，圍繞著這種新燃料出現了一整個完整的產業。燃料商不僅鼓勵大家使用新燃料，也對我們再三保證它的安全性。如此不僅改變了我們的加油行為，也讓我們的車子都裝上了巨大的油箱。

　　然而，如果你打開汽車引擎蓋，真正檢視汽車內部的運作原理，就會發現汽車的原始運作並非針對使用新燃料來設計。也就是說，新燃料會傷害引擎，讓汽車的動力變弱（需要更多新燃料才能達到一樣的效能）。燃料也會從油箱滲入車身，加速鈑金腐蝕生鏽，使汽車老化。而且它還會干擾電子設備，讓巨大的燃料箱在燃油表上總是顯示快沒油的狀態。使用幾年之後，引擎會發出怪聲，運作變得不順暢。而且巨大的新油箱讓汽車變得不穩定，無法安全駕駛，讓車子的壽命提早終結。

新食物

　　如同汽車一樣，人類也需要燃料來生存和移動，而我們的燃料以「食物」的形式提供。在過去幾十年間，新型態的人類食物不斷湧現。這些「加工食品」[1]主要是由糖、精製碳水化合物（如小麥）、

1　譯注：Food 原為「食物」，但加工後的產品本地慣稱「加工食品」、「食品業」等，

植物油以及人工香料和色素組成，而且現在已經佔據了我們的養分選項中的主導地位。這些加工食品在工廠大量生產，積極行銷且包裝色彩鮮豔。它們很容易讓人上癮，為食品工業帶來高額利潤。短期看來，它們似乎很安全，我們的身體可以輕鬆地以它們為燃料來運行，就像前面說的新燃料故事一樣。而且這些新食物很便宜，讓我們感覺良好，大量的廣告也鼓勵我們更頻繁地食用它們。然而，一切都和汽車的比喻一樣，這種新食物會導致我們的身體運作出現重大的功能障礙。

本書將為你掀開人體的引擎蓋，向各位解釋充斥在我們周圍的這些美味、令人上癮的新食物，如何擾亂我們的身體和心靈。你將逐漸瞭解為何人體不適合靠它們來運行，以及它們如何導致身體的「引擎故障」和讓大腦「計算錯誤」。這些新食物雖然讓人體感覺「異常」良好，但卻迫使許多人的身體儲存額外的能量（以脂肪的形式）；它們也會導致某些人的體內「生鏽」（自由基氧化），造成各種現代文明病……換句話說，它們會讓你早死。

一旦清楚理解這些，你應該就會比較想吃（事實上是渴望）那些在人類演化裡用來維持生命的原始食物，而不再想吃新食物了。因為你對身體如何使用燃料的理解，會讓你的心理產生徹底的轉變，也就是說，讓你只需很小的意志力就能改變自己。你將因此徹底瞭解自己的身體，瞭解自己的個人引擎如何運作。

在本書中，我將為各位展示如何選擇更健康的食物，並提供將它們納入日常飲食中的訣竅和技巧，協助你在過程中減輕體重（如果這

因此以下原文 Food 可能依需求譯為食物或食品，特此說明。

是你的目標)。有了這些強大的理解之後,你的身體便會回復到它本來應該成為的那部「神奇機器」……

導言

「如果你既瞭解自己又瞭解敵人,就可以在百次戰爭中取得勝利。如果你只瞭解自己而不瞭解敵人,則你每取得一次勝利,就可能遭遇一次失敗。如果你既不瞭解自己也不瞭解敵人,就會每戰必敗。」

——《孫子兵法》[1]

艾因阿爾卡里吉醫院(Ain Al Khaleej Hospital),阿拉伯聯合大公國艾因市,2022年1月

我們在漫長的看診後稍事休息,一起坐在正門外的長椅上,沐浴在傍晚的陽光下。這家醫院的外觀有著奇特的太空時代設計,看起來就像是一艘剛降落的巨大圓柱形不明飛行物。周邊圍繞著一塵不染的草皮,草皮緊鄰彩繪了斑馬紋圖案的整齊緣石。正門的主要入口旁有一畦佈滿鮮花、色彩鮮豔的花床,熱情歡迎著前來醫院的四驅車與豪華轎車。阿拉伯聯合大公國的男人們在電動滑門裡進進出出,他們從頭到腳都穿著白色長袍,他們的妻子則身穿黑色罩袍。

---

[1] 原注:〈謀攻篇〉:「……知己知彼,百戰不殆;不知己而知彼,一勝一負;不知己,不知彼,每戰必敗。」

我們從一早開始，陸續接待了一位又一位病人，因為有成排的民眾認為自己失去了對體重的控制能力，因此變得更加虛弱和悲傷。在我的約旦朋友兼阿拉伯語翻譯薩默的協助下，我們一次又一次解釋了最有效的減肥方法：包括改變飲食、注射治療或減重手術（如胃繞道手術）等。

薩默喝了一口濃濃的土耳其咖啡，對我說了一些令人驚訝的話。「安德魯博士，你知道嗎？我過去也有肥胖症，我的體重曾高達125公斤。」然後，他開始向我詳細描述他如何扭轉局面。他透過瞭解自己的身體，以及同樣重要的，瞭解自己的思想如何運作，設計出一套方法，從而在過去十年裡，維持自己的減肥成效。

薩默現在的體重是70公斤，他的體態看起來真的很棒——有著古銅色的身軀，看起來快樂又健康。他每天都穿著不同的貼身西裝，以凸顯他高挑、苗條的身材。他對生活的好奇心，以及對體重急劇增加和體重減輕的過程所抱持的態度，都相當令人信服。他減重成功的基礎跟我告訴病人的建議非常相似，這些建議在我的第一本書《我們為何吃太多》（Why We Eat〔Too Much〕）裡都曾經提到。不過，他從沒看過這本書；相反地，他靠著自己多年的嘗試，找到了重新調整體重的方法。他實現了跟「減重手術」預期結果相當的減重狀態，雖然我們每天都會向當地患者詳細介紹這些減重手術⋯⋯但薩默從未接受過這種手術。

薩默感受到我對這個減重故事的熱切興趣，於是詳細描述了他的體重增加過程。他年輕的時候住在約旦，當時還沒有很多垃圾食物。在二十歲出頭時，他白天工作，傍晚在街上踢足球，太陽下山前回家，享用美味的烤肉、魚、米飯和薄麵餅、優格和塔布勒沙拉

（tabbouleh，由布格麥〔Bulgur Wheat，碾碎的乾小麥〕與切碎的歐芹、薄荷、番茄及洋蔥等天然食材混合而成的沙拉）來填飽肚子，最後則喝咖啡以及吃新鮮水果。日出時，他會在起床後喝濃濃的阿拉伯茶並吃幾顆椰棗。

二十六歲時，他搬到阿拉伯聯合大公國，在一家新開設的醫院擔任手術室首席技術員，他的整個生活方式也因此改變。阿拉伯聯合大公國的夏天炎熱如火爐，人們多半待在冷氣房中。對薩默來說，這就等於沒有了街上的足球比賽，晚上也沒有家裡準備好的食物可吃。剛開始，他很喜歡嘗試新食物，也就是那些味道棒極了的速食以及甜甜的零食。這讓他感到快樂，驅散了離鄉背井的孤獨感受，也讓他因此養成晚餐叫外賣速食的習慣。接著網飛（Netflix）革命誕生了，多數夜晚他都是一邊狂看自己喜歡的最新電視節目，一邊無意識地吃著零食度過。薩默的體重很快的從 80 公斤增加到 90 公斤、100 公斤、115 公斤，最後穩定落在 125 公斤。

接下來十年裡，薩默開始節食。他嘗試了所有流行的最新節食方法，不但讓自己挨餓，同時也加強鍛鍊身體。然而在這段時間裡，他的體重在 10 到 12 公斤的範圍內持續上下波動，過胖的多餘體重總是會跑回來。正如薩默談到他嘗試過的一種特殊飲食方式時所說的：「生酮飲食就像氣球的吸氣吐氣一樣；我的體重總是不斷下降又上升、下降又上升。」

某天早上，他收聽當地阿拉伯廣播電台的節目，節目裡正在討論起床後「先喝一杯添加新鮮檸檬汁的熱水，然後一個小時內不吃東西」對健康帶來的種種好處。這引起了他的興趣，因為他的同事當週稍早前才告訴他有關這種療法可幫助脂肪「融化」，來啟動明顯的減

重效果。於是他嘗試了一下，體重果真減輕了一些。[2] 這讓他終於開始懂得滋養並感受自己的身體。

受到這次小小勝利的啟發，薩默決定戒掉吃宵夜的習慣。然而事實證明，想要放棄這種根深蒂固的行為相當困難，所以他沒丟棄晚上吃零食的習慣，而是把糖果和洋芋片改為一盤切好的胡蘿蔔、黃瓜和切碎的甘藍生菜，再撒上一點鹽。如此兩個月之後，他注意到自己的體重進一步減輕了。最後，他終於能完全停止晚上吃零食的習慣，並決定早睡早起，讓身體有時間休息和自我修復。於是他的體重又進一步下降，不久後，他的體重穩定降到了 105 公斤。

下一步是最困難的。由於他正確推斷出「糖」不利於他的新陳代謝，所以決定完全避免攝取糖，他告訴我「減肥就像一場戰爭，必須透過策略、智慧和瞭解身體，來贏得勝利。」他微笑說。「當我放棄吃糖時，朋友們嘲笑我，並用零食誘惑我——我真的很想哭，想用頭撞牆，但經過四十天之後，糖癮消失了。接下來就很容易了，如果你停止吃糖四十天，你就再也不會想吃糖。但要做到這點，需要堅強的意志力。」

薩默的體重降到 90 公斤，並再次趨於穩定。他意識到運動並沒有改變他的體重。「在跑步機上跑兩個小時雖然只相當於一瓶可口可樂的熱量，但這並不是為了減重，而是為了保持肌肉緊實。」

他最喜歡的一條減重法則來自他自己的理論：「食物的味道如果太好吃，可能就會傷身，但如果食物的味道很天然，就一定對你有好

2　原注：早餐喝檸檬水的做法，具有很好的抗氧化作用，可以延長他的斷食時間，讓身體的感覺更好，並能減輕一些體重。

處。」所以他開始注意不同食物的味道,並開始渴望天然食物,厭惡加工食品。「如果我面前放了一個速食店的漢堡,而且它是這個世界上剩下的唯一食物,我也不會吃它。」他也不再吃白米飯而改吃布格麥,因為他覺得米飯太厚實,這讓他發現「胃的負擔變輕了」。他也開始每天只吃兩餐新鮮食物,睡前兩小時不再吃東西。「還有,每餐也不該吃太多,以免飽到想睡覺」,他說。

雖然他已經知道劇烈運動並非減重的長久之計,但他也知道適度運動的好處,適度運動「可以喚醒身體,有利於新陳代謝,甚至散步也可以」。他說,你應該嘗試「養成一種與不良食物完全相反的習慣,不僅吃美味的天然食物,還要追求安穩的睡眠和享受運動的樂趣」。

於是他的體重降到了 80 公斤,持續了幾個月。接著數週,他在沒有進一步改變飲食的情況下又減輕了更多體重,最終他的身體適應了新的生活方式,體重穩定在 70 公斤。這十年來,他也很成功地將體重維持在健康的 70 至 75 公斤之間。

最讓我感興趣的部分是,他在生活方式和飲食方面的成功改變,是在他的心態(亦即他對食物和健康的看法)轉變後才發生的。經過多年的試錯和多年的節食失敗,薩默逐漸瞭解到,贏得減重勝利最重要的一場戰鬥,就發生在他的內心。他的減肥成功並不是基於鋼鐵般的意志力;而是基於他對食物的看法和理解所發生的變化。當然,最初需要一定的意志力才能成功戒糖,但他並不覺得自己失去了什麼,因為他對過去吃的美味食物的感受並未有任何減損;只是他現在渴望的是健康的美味食物,而不健康食物的味道和感受讓他覺得倒胃口。「你必須對健康食物上癮,就像以前對垃圾食物上癮一樣,你的心靈

和身體都會為此而感謝你。」

每次我們見面時，薩默都會繼續提供寶貴的飲食建議。他似乎已找到一種新的生活方式，變成了另一個人，所以他的身體也跟著改變了。一開始可能需要某些自律，但最後一切都變得相當容易。他說：「減重就像學吉他，練習得越多，你就彈得越好。但如果事情無法順利按計畫進行，你也不應該感到沮喪。」

正是我與薩默的這些討論，啟發我寫下這本書。

一旦清楚瞭解這個充斥有毒食物的環境如何影響你的身體和心靈，減重**且同時**長久維持體重就會變得更容易。也就是說，如果真正瞭解你的心靈和身體對不健康食物會產生什麼反應；瞭解這些令人上癮的食物如何影響你的新陳代謝、食慾、行為和習慣；並明白這些壞習慣何以難以革除的話，維持體重就會變得更容易。在《如何吃（仍能維持減重）》（*How to Eat〔and Still Lose Weight〕*）這本書中，我除了想為讀者介紹有關「我們的身體在現代環境中如何運作（或故障）」的全新理解之外，也會向各位提供一本可供遵循的「戰術規則手冊」，清楚告訴你應該要如何對生活方式進行較為健康的改變，才能讓自己堅持下去。

許多讀過我的上一本書《我們為何吃太多》的人，對於該書如何改變他們的生活讚譽有加。該書是本可以協助他們持久地把體重調整到健康狀態的工具書。我收到幾百則來自讀者的留言，他們在日常生活中實踐這本書的內容，成功減掉了相當多的體重（並維持不復胖）。「令人大開眼界」、「應列入醫學生的教學綱要中」、「現代人類健康的羅塞塔石碑！」……這些都是讀者在亞馬遜書店上發表的評論。不過，也有人雖然努力遵循書中指導，卻發現自己又慢慢回復到舊有

的行為方式。《我們為何吃太多》一書描述的是我們的食物和身體之間的關係,但並未仔細描繪我們的「大腦運作」——它的機制是不斷尋找簡單、熟悉、愉快的路徑,然而這種方式到了現代卻往往會損害我們的健康。《如何吃(仍能維持減重)》將揭開全新且無比重要的、關於大腦和身體的科學,向各位展示如何駕馭你的身體、重新規劃你的思想,讓你可以徹底減重。

《我們為何吃太多》出版至今,科學家在理解大腦如何做出決定這方面,不斷取得重大進展。其中也包括「獎賞迴路」(reward pathways)如何永久刻印在大腦中,以及這些路徑如何導致各種習慣性和無意識的行為。我們也瞭解到,習慣行為只要透過暗示或提醒便可以觸發;只要採取這些行為可以得到獎勵,從而使我們體內產生愉悅感。如果暫時跳脫食品健康的領域,人們頻繁使用智慧型手機就是一個最好的例子。這些電子設備的設計目的是讓你每次看到一則好消息或有趣的影片時,就會引發一點「快樂感」(多巴胺分泌)。因此,許多人(可能是大部分的人)會不斷查看他們的手機,看看是否有新訊息或影片。令我感到格外驚訝的是,如果在公共場所觀察一群人,幾乎所有人都正盯著自己的手機,尋找快樂的觸發因素。當然,有時我也發現自己正盯著手機螢幕,像個殭屍一樣處在自己的「習慣迴路」(habit loops)中。因此在本書裡,我們會研究加工食品如何觸發同樣的「快樂中樞」(pleasure-centres),以及如何導致不健康習慣的形成。我們也將瞭解到食品工業如何利用我們的習慣迴路來獲取利潤,為我們的健康和幸福帶來不幸的後果。

《如何吃(仍能維持減重)》將探討並解釋人類大腦的決策系統如何運作,以及不健康的習慣行為究竟如何形成;更重要的是,如

何用更健康的習慣行為來取代它們。我們還將深入研究「成癮」問題——如何判斷成癮行為以及如何克服。這項研究的一項重要領域，便是環境中的「觸發因素」（trigger）——提示或提醒——會讓我們的大腦渴望某種獎勵並遵循某種行動。所以，我們將研究這些食品公司的目的；他們不光專精於製造「像毒品一樣的食品」，努力讓我們獲得短暫的興奮感；他們還會透過恰到好處的廣告和巧妙的行銷，在產品推出的第一時間就設置了觸發因素（或陷阱）來提示我們。一旦瞭解這些陷阱的本質、設置它們的原因，以及掉入這些陷阱會對健康造成的結果，我們就能更好地應對這些誘惑的持續轟炸。瞭解這些知識也會讓我們產生新的觀點和理解——亦即一種「改變身體」的方式，能夠引起你對健康飲食模式的自然渴望。本書將為你提供必要的工具，讓你產生如同我的朋友薩默所說的「對於現代加工食品的厭惡」，讓你不必仰賴意志力就能徹底改變。

　　本書也介紹了在你掌握這些知識後該**如何**改變：如何改掉不健康的習慣，如何應對渴望，以及如何在不依靠食物或藥物的情況下放鬆自己。書中會清楚說明哪些食物要盡量避免，以及應該多品嚐哪些食物，希望屆時你對食物的理解會讓這些改變變得更為容易。

　　在我第一本書收到的回饋中，有一個共同意見是規範太少了；許多讀者想要更加具體的膳食範例和計畫。因此，我在本書最後一章「世界廚房」中，藉由許多主廚朋友的協助，從世界各地找到許多營養豐富的早餐、午餐和晚餐創意料理，為各位提供各種新穎的飲食選擇。

　　最後，我想強調的是，這並不是一本純粹關於減重的書。我們知道現代食品不僅導致人們（約全球人口的四分之一）變得肥胖，還會

導致許多疾病,而這些疾病在世界上保留傳統飲食文化的地區並不常見。許多自體免疫疾病、發炎和過敏,都是由現代飲食環境直接引起的。改變你的飲食和生活方式,也能讓你保護自己免受這些疾病的影響。

正如《孫子兵法》所說:「知己知彼,百戰不殆。」讀完本書,你就會知道自己的身體和頭腦如何運作,也會清楚理解現代食物和飲食環境如何影響你,這麼一來,你便不必對自己最終能否達成目標感到害怕或懷疑。

第一部
身 體

我們如何適應現代食品

第一章
飲食學校
瞭解體重控制

倫敦大學學院醫院 10 號手術室，2023 年 1 月

強森先生的體重大約 150 公斤，他說他一直都是個大塊頭。縱使他聽從過去見過的無數飲食專家、營養師、健身指導和生活教練的指示，還是無法順利減重。他最近患上了糖尿病，因此決定轉診到我在倫敦大學學院醫院（University College London Hospital）的減重手術室。他的身體目前半裸著，正審慎地為稍後的手術進行準備。

他身上的每片肌肉都因為注射了「箭毒」（curare，一種麻醉時使用的神經肌肉阻斷劑）而癱瘓，這種麻醉藥與亞馬遜獵人在箭頭塗抹的古老植物毒藥相同。由於麻醉的作用，他現在無法呼吸，必須透過喉管連接到呼吸器。呼吸器風箱發出的聲音讓我的麻醉師朋友溫特感到安心，她所使用的這種催眠藥（與所謂「約會強姦藥」相同的化合物），會讓病患在整個開刀過程裡的所有記憶完全空白。她還為病患注射了大量嗎啡，以應付醒來後即將面對的疼痛感。

他平躺在手術台上，雙臂伸展，雙腿分開，幾乎就像開合跳跳到一半的樣子。這讓我想起達文西的著名作品「維特魯威人」（Vitruvian Man），只不過中間換成一位非常巨大的現代人。手術室工作人員用

柔軟的紗布繃帶，把病人的手臂和腿固定在手術台的延伸部分。我就站在他的兩腿之間，拿起手術台遙控器，按下「反特倫德倫伯臥位」（Reverse Trendelenburg，頭高腳低仰臥位）按鈕。手術台旋轉起來，強森先生被提高到45度角，身體機械地旋轉面向我。連接到金屬電視臂上的大型顯示器向下擺動到舒適的觀看位置，也就是在我的視線下方距離大約一公尺處。

我們的資深刷手護理師（scrub nurse，又稱器械護理師）莉絲，推著一輛裝滿手術刀、鉗子、管子和縫線的手推車，停在強森先生的身體旁，開始在他圓滾滾的腹部上塗抹亮橘色的皮膚消毒劑。接著手術燈打開，明亮地照耀著整個手術區，強森先生的身體和腿部周圍蓋滿綠色的無菌手術巾，唯一可見的皮膚，就是他腹部圍出的橘色方形發光區域。戲劇性的時刻——表演、專注和手術的時刻——馬上就要開始了。[1]

我到刷手區水槽仔細刷洗雙手，穿上手術袍，戴上手套，再戴上面罩，一切準備就緒。我站在強森先生的兩腿之間，握著一把鋒利的手術刀，貼近他的腹部皮膚。我問：「可以開始了嗎，溫特？」，在她點頭之後，閃閃發亮的手術刀在強森先生的皮膚上劃出一道12公厘長的切口，健康的鮮紅色血液瞬間流出。「麻煩給我套管針（Trocar）。」莉絲遞給我一根透明塑膠管，管子一端是尖的，大約如同鈍鉛筆的尖度。我將一個薄薄的手術腹腔鏡（透過數位相機鏡頭將手術影像傳送到監視器的儀器）放入塑膠套管中，並將套管尖口對準我在強森先生腹部切開、正在流血的傷口。我盯著監視器，可以看到

---

1 譯注：手術室的英文是theatre，原為戲劇舞台之意。

目前位置正處於他皮膚下黃色脂肪的高度。就在這個位置，我開始用這支鉛筆狀的工具小心刺入強森先生的腹壁，並用點力氣往內推進、扭轉，迫使鋒利的尖端深深刺入他的體內。如果他沒有簽署同意書同意我這樣做，這個動作就構成了刑事上的攻擊行為。事實上，這種刺傷是經過同意、在控制下進行的。當套管針安全滑入他的腹部時，我可以在螢幕上看到他腹壁的每一層：脂肪─筋膜─肌肉─脂肪。

我正在執行的手術將會改變強森先生的生活。大約一年後，也就是在我藉由手術切除他大部分的胃之後，他的體重將下降到90公斤左右，他的糖尿病會不藥而癒，他不會再持續感到飢餓或渴望不良食物，他的自尊心和生活品質也會得到難以估量的改善。

我在他的皮膚上再度切了四個小口，又用四個鉛筆般的套管針刺穿他的腹壁。我透過其中一個套管針，放置一根可以把二氧化碳氣體打入腹部的管子。當氣體進入強森先生的腹腔時，可以從體外看到他的腹部明顯膨脹，就像足月的孕婦一樣。在體內，氣體會創造出一個空間，讓我可以清楚看到他的器官，以便進行手術。接著手術燈被關掉，整個手術室變成像是一間黑暗的電影院；強森先生體內清晰的高解析度數位影像，在房內的電視監視器上閃閃發亮，四周一片寂靜，唯一的聲音是心臟監視器「嘟─嘟─嘟」的聲音。

今天的手術有觀眾來參觀——兩位年輕的醫學生。從強森先生被推進手術室以來，他們一直在觀摩整個手術過程。我離開他們現在待的位置已經有半輩子了，但我知道他們一定感到既興奮又害怕。我想確保他們可以牢記這次手術，並從這次經驗中學習。我先將鏡頭對準強森先生紫色且充血的肝臟說：「20％的肥胖者會有這種類型的肝臟，這是由於脂肪和糖分儲存過多所引起的發炎，日後將導致肝硬

化。」我移動攝影機對著一片大網膜，也就是在大腸上像圍裙一樣懸掛著的閃閃發光如燃燒般的黃色脂肪，然後再看到昏暗的脾臟像潛在的血管爆炸一樣搏動著，當然也看到了強森先生巨大而粉紅色的胃。

我告訴學生：「這個手術叫做胃袖狀切除術（sleeve gastrectomy），基本上，我們要切除整個胃的三分之二到四分之三。」當我指出要切除胃部相當大的一部分時，他們緊盯著監視器。「胃的容量將從加利亞甜瓜（類似小哈密瓜）的大小，減少到小根香蕉的大小，[2] 從 2 公升減少到約 200 至 300 毫升……但我想問你們的問題是，這人為何要做這種手術？為什麼他不能節食並且多運動就好呢？」

一位學生回答：「也許他已經嘗試過，但缺乏節食減重的毅力。」另一位則回答：「有可能是食物成癮（food addiction）嗎？」

瘦素──來自脂肪的激素

於是我問他們：「醫學院還沒有教你們任何關於瘦素的知識嗎？」在很長一段停頓後，一名學生回答說：「哦，是的，我們有一次講座曾經提過。我想它是來自脂肪細胞，會影響食慾，我們學到的內容就是這樣。」我默默地搖了搖頭──醫學院仍然沒向學生解釋肥胖如何形成。

我開始使用「諧波刀」（harmonic coagulator）切離強森先生胃部

2　原注：醫生經常透過與水果大小比較來描述腫塊、囊腫或器官的大小，常見的例子有葡萄、李子、橘子、柳丁和甜瓜。如果是運動類的外科醫師，偶爾可能會使用高爾夫球、網球等球類來描述。所以外科醫師可能會說：「患者的疝氣有 XX 的大小……」XX 可以用橘子／網球／葡萄柚／橄欖球來比喻，視情況而定。

外緣的脂肪和血管。這種儀器的鉗子會以每秒 55,000 次的速度，摩擦夾在它們之間的組織，來產生熱能、灼傷以及良好的凝固，以阻止下方的血管因破裂而出血。當組織被乾淨地切開時，高溫蒸發的脂肪開始產生煙霧、遮蔽視線，所以我打開了排煙閥門。

「瘦素（leptin）是人體體重的主要控制者，當它停止正常運作時，無論你如何嘗試或採取各種措施，都無法控制你的體重。瘦素是一種來自脂肪的激素，脂肪越多，血液中的瘦素濃度就越高。」我用拇指捏住強森先生的腹部脂肪示意：「這個人有很多脂肪，所以他的體內會有很多瘦素。瘦素是一種可以阻止人們變得太胖或太瘦的激素。血液中瘦素的含量會向大腦中控制體重的部分，也就是下視丘（hypothalamus）發出訊號。下視丘會控制我們的飢餓感或飽足感，舉例來說，你知道那種吃完大餐後，即使過了三小時，胃部已經空了，卻仍有飽足感的感覺嗎？那種飽足感便來自你的下視丘。還有，當你忙了一整天沒吃東西，到了晚上餓得什麼都能吃下的感覺呢？這種感覺同樣是來自我們下視丘的訊號，它會讓我們採取行動去進食，這些激素非常擅長提醒我們該做些什麼。」

「所以，當一切正常時，下視丘能感覺到你是否增加了一些體重。它會感受到血液中瘦素濃度的增加，因此透過增加飽足感來做出反應，進而降低食慾。這種反應會讓你很自然地少吃，並且在不知不覺中減輕你所增加的體重，直到你的瘦素濃度恢復正常。也就是說，瘦素會向你的大腦發出訊號，告訴大腦你儲存了多少脂肪，亦即未來還有多少能量可用。[3] 它的作用類似於汽車儀表板上的油表，當油表顯

3　譯注：本書談到「能量」（energy）與「熱量」（Calories，卡路里），其意義用法大

身體：我們如何適應現代食品
第一章　飲食學校

示充滿時,你就不會想去加油,然而一旦油表下降、趨近於零時,你就會希望把油箱再度加滿。」

故障的油表──瘦素抵抗

「如果瘦素在抑制食慾和控制體重方面如此有效,那麼強森先生體內的這種訊號發生了什麼問題?若進行測量,就會發現他體內的瘦素濃度其實相當高。」我從正在剖切的胃中抬起頭來,這時我幾乎已經切到胃的頂部,正在穿過那條連接胃和脾臟、又短又棘手的胃血管。學生們似乎被我的問題難倒了⋯⋯這時,其中一人假設瘦素訊號可能被阻斷了。

「沒錯!就是這樣。強森先生目前陷入一種稱為『瘦素抵抗』(leptin resistance)的狀態。他的血液中含有大量瘦素,但大腦卻看不

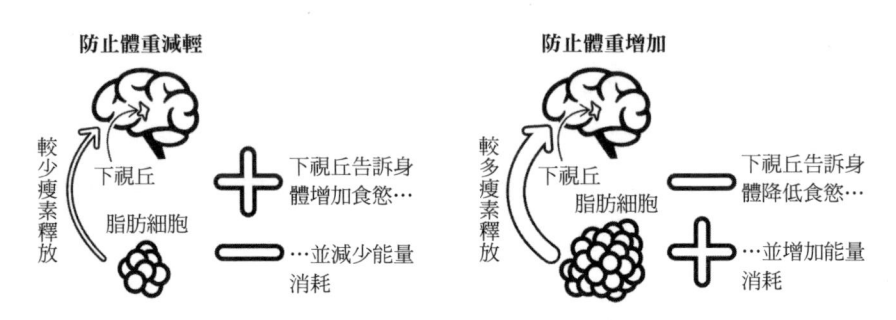

圖1:瘦素確保正常的體重控制

致相同。例如「增加能量消耗」與「增加熱量消耗」大致相同。然而因習慣用語或有確實數據時,可能會造成不同的翻譯結果,特此說明。

見。將這件事隱藏起來的罪魁禍首就是胰島素[4]。瘦素和胰島素在下視丘內由共同的路徑傳遞訊號，因此，如果胰島素濃度很高，就會阻斷在下視丘上本應被瘦素活化的受體，因為瘦素傳遞路徑被胰島素阻擋了。強森先生有典型的西方飲食習慣，其中含有大量糖和精製碳水化合物，這些食物都是糖的『前驅物』，會被轉化為糖。此外，他可能還會在兩餐之間吃零食。大量的糖和零食於是導致胰島素大量分泌，因此阻斷了瘦素訊號的傳遞。」

「這還只是阻斷瘦素訊號的第一種原因。」我指著監視器，把注意力集中在強森先生肚子上閃閃發光的脂肪。「你們可以觀察到這些脂肪看起來並不正常──太潮濕了，它們在發炎，這種發炎正是肥胖所引起的。這些發炎的脂肪會將一種名為 TNF-α[5] 的化學物質送到血液

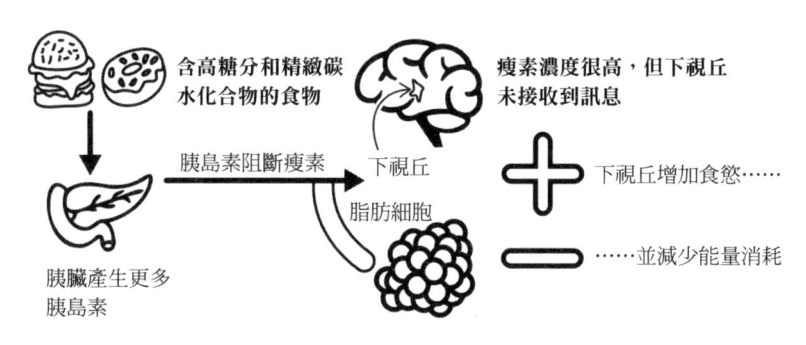

圖2：糖導致體重增加無法控制

4　原注：胰島素是一種由胰臟分泌的激素，用來回應血液中的高葡萄糖（糖）濃度，當你食用含有大量糖或精製碳水化合物的膳食（麵食、麵包、蛋糕）後，血液中的葡萄糖含量便會增加，胰島素的作用就是將血液中的葡萄糖引導到脂肪細胞（以及肝臟和肌肉）中，儲存這些多餘能量供將來使用。

5　原注：即 Tumor Necrosis Factor，腫瘤壞死因子。

第一章　飲食學校

中。TNF-α 會造成下視丘發炎，因此又再次阻止了瘦素訊號的傳遞。

此時，我已經完成了胃的剖解；胃部現在有充分的活動空間，可以開始切除了。

瘦素抵抗＝肥胖症

「所以，強森先生現在正處於我們稱為瘦素抵抗的狀態，我把他的情況稱為『肥胖症』。他體內的脂肪過多，因此會產生大量瘦素，但由於他的飲食性質，造成高瘦素訊號被胰島素阻斷。因此，他身上儲存的脂肪越來越多，導致脂肪發炎與下視丘發炎，更嚴重地阻斷了瘦素訊號。於是下視丘看不到瘦素，無法感受到他已經儲存了過多脂肪。事實上情況還正好相反，他的大腦收到的訊號是『瘦素不足』，亦即身體的脂肪儲存量不足的訊號。」

「大多數患有肥胖症的人都會收到應該『多吃』的訊號，所以他們的食慾一直高漲。不過他們在公共場合吃太多時會感到尷尬，所以

體重控制的關鍵：瘦素抵抗

想要控制體重就必須瞭解瘦素抵抗。持續減重與計算卡路里無關（因為我們知道人類無法長期維持低熱量飲食），而是關於改變你的食物，以便恢復正常的體重調節系統。如果能做到這一點，體重自然會恢復到更健康的狀態，而不會出現任何飢餓或是若有所失的不愉快感覺。

經常會在私底下暴飲暴食。況且由於醫生和整個社會並不瞭解造成肥胖的這種化學途徑，所以肥胖症患者通常會責怪自己吃得太多，甚至認為自己貪得無厭。此外，下視丘為了回應脂肪儲存不足的訊號，還會讓身體進入『能量保存』模式。這種模式會讓肥胖症患者感到疲倦和虛弱，因為大腦正在努力減慢他們的新陳代謝。」

我同樣用汽車的油表訊號來解釋瘦素抵抗的作用：請想像當你沿著高速公路行駛時，突然發現油表上汽油用盡的燈光閃爍著（在瘦素抵抗狀態下感到飢餓），於是你立刻開始尋找加油站，而且你可能非常擔心自己會在抵達加油站之前用光油，所以也開始放慢速度以保存燃料（在瘦素抵抗狀態下感到疲倦）。當你到達加油站開始加油時，你的油箱其實是滿的，只是你的油表故障而無法察覺；但因為瘦素抵抗，你在加油站時並不會發現這件事，於是你在加油站加油過量，無

瘦素

瘦素是一種控制人類體重的激素，其作用在於通知大腦目前身上儲存了多少能量。血液中如果含有太多胰島素，就會阻斷瘦素訊號的傳遞；亦即若你吃下會增加胰島素的飲食，你的身體便會誤認瘦素訊號較低，而讓你攝取過多熱量並增加體重。攝取過多的糖、過多含有精製碳水化合物的食物（如小麥）以及過多的植物油，都會升高體內的胰島素。不過，這些食物並不是因為含有太多「熱量」而導致你的體重增加，它們導致體重增加的原因在於它們干擾了你的正常體重控制訊號。

身體：我們如何適應現代食品
第一章 飲食學校

法自動停止加油。瘦素濃度低的訊號非常真實，縱使你已經擁有大量以脂肪形式儲存的能量，你仍會繼續補充能量，吃得越來越多，飢餓感卻似乎永遠無法滿足⋯⋯導致體重繼續不受控地增加。

「強森先生的體重超過146公斤，吃得很不健康，而且一直感到疲倦，」我告訴學生們：「傳統上我們對於肥胖症過於簡化的理解，往往會直接認定他是由於貪吃和懶惰的性格缺陷，才導致肥胖。但事實上，是因為他所接觸的西方飲食和零食文化，擾亂了身體的正常體重控制機制，使他無法阻止身體儲存過多的脂肪。他的症狀是由他暴露的食物類型所引起，使他陷入瘦素抵抗狀態，或者我所說的『肥胖症』，這會導致極度的飢餓和疲勞。結果便是攝入的能量過多而消耗的能量太少，讓體重無法控制地增加。這就是肥胖的根本問題——人們通常認為是貪吃和懶惰導致了肥胖，但其實是因為肥胖而導致了貪吃和懶惰。這些行為是肥胖症發病的症狀，而非形成原因。就像感冒的症狀是咳嗽和發燒，並非咳嗽發燒導致了感冒。」

現在該縫合強森先生的胃了。我請溫特將一根約水管大小的管子推進他的嘴裡，穿過食道（咽喉）進入他的胃部。當管子穿過他的胃時，我用手術鉗把管子拉直，利用管子來引導手術釘書針的位置，並調整這顆袖狀新胃的大小。

「請給我釘書機。」我的眼睛一直盯著眼前監視器畫面上的胃，莉絲將手術用釘書機的手把直接放在我伸出的手上。當我把狹長的釘書機穿過一根套管針，伸入強森先生腹部時，我看到釘書機出現在螢幕上。於是我打開釘書機上像鱷魚嘴巴一樣的鉗口，小心翼翼地放在胃的下端，仔細注意它與校準用管子的距離，在分毫不差的位置闔上釘書機的鉗口。我按下這把由電池供電的「釘槍」上的自動扳機，釘書針和刀同

時颼颼作響；一邊把胃切開，一邊用小排鈦釘書針將其縫合。數枚釘書針整齊地射出，一路延續到接近食道的胃部頂部。直到最後一發釘書針射出後，胃被分成了兩個部分——要保留下來的窄長管狀新胃，以及即將被移除的大部分舊胃。缺乏供血的舊胃此時已因缺氧變成了深藍色。

兩位學生一邊全神貫注地盯著螢幕，一邊聽我解釋為何「瘦素抵抗」才是強森先生目前困境的肇因。其中一位學生問道：「如果他以某種方式被迫少吃，並被迫鍛鍊身體，他就會瘦下來，不是嗎？」

「是的，當然可以，」我說。「但在他減重的整個過程中，他的身體會一直與減重對抗。有一種叫做『飢餓肽』（ghrelin）的食慾荷爾蒙，來自胃的這個部分……」我指著剛剛分離的舊胃頂部。「這種荷爾蒙會在減重過程中明顯增加，並向下視丘發出訊號，引發貪婪的食慾以及尋找食物的行為。基本上，它會指揮人的行動，讓我們吃進更多東西，停止體重的流失。而且這些訊號非常強大，令人難以抵抗。這就是為何大多數靠節食減肥的人無法長期堅持下去的原因。如果強森先生被關起來，無從取得食物，那麼他就不得不承受這些身體訊號導致的難受感覺，並持續瘦下去。他的新陳代謝會面臨崩潰，亦即他會感到非常疲倦和虛弱，因為身體正在竭盡全力、盡可能地保存更多能量。一旦他回到正常的食物環境中，就會因為這些積累已久的飢餓訊號，立即狼吞虎嚥地大吃特吃，直到恢復所有減掉的體重為止。這就是大多數人在描述節食過程時會提到的真實情況。」

現在該來測試我們切除部分胃部時所使用的釘書針是否正常發揮作用了。留下來的胃就像一條狹窄的圓柱體[6]，我請溫特把藍色液體透

---

[6] 原注：這項手術稱為「胃袖狀切除術」，因為胃切掉後剩下的部分，就像一條袖子。

過管子沖洗到新胃中,看看是否會有液體從縫隙中漏出來。結果看起來相當完美,沒有一點液體漏出。

我繼續告訴他們:「強森先生和所有患有肥胖症的人的問題在於,他們目前的體重是他們的大腦認為的健康體重,也就是所謂的『體重設定點』。」

你的體重設定點

「每個人都有專屬自己的體重設定點,」我告訴學生。「**這是你的大腦希望你達到的體重**。如果你夠幸運,體重設定點在正常範圍內,那麼當你因過度放縱而增加了體重,大腦便會透過發出『飽足感訊號』來阻止你吃太多;相反地,如果你因生病減輕了體重,大腦就會透過『增加食慾』來確保體重回復。你的大腦會利用這種方式,確保你可以長年維持健康的體重,不必費心考慮熱量的問題。大腦會自動計算你的身體是否需要補充能量,或者是否應該停止進食並消耗多餘能量。這就像大腦會根據你是否脫水來調整口渴程度,以便告訴你該喝多少水一樣。」

我繼續解釋:「如果你的體重設定點位在超重或肥胖,就會出現問題[7]。遇到這種情況時,就算你付出一切努力,想透過簡單的限制熱

7　原注:醫生在判斷你的體重正常、超重或肥胖時,使用的是「身體質量指數」(Body Mass Index,簡稱 BMI)。也就是將你的體重(公斤)除以身高(公尺)的平方所得的測量數值。根據此測量數值,BMI 在 18-25 kg/m² 範圍內為正常體重,BMI 25-30 為過重,BMI 大於 30 則代表肥胖。值得注意的是,BMI 的計算是基於「平均身材」的人。由於肌肉的重量較重,因此肌肉發達的健美運動員,其 BMI 數值會比應有的正常數值高得多。
8　原注:第四章會解釋為何植物油和果糖(fructose)會提高個人的體重設定點。

體重設定點

大腦會把你的體重控制在預先設定好的「體重設定點」。如果體重變輕,大腦就會透過降低新陳代謝(減少能量消耗)和增加食慾,把你的體重拉回設定點。這個過程非常強硬,若你試圖透過節食來強迫體重下降,最後獲勝的一定會是你的大腦。

你的體重設定點取決於:

遺傳學——如果你來自肥胖家庭,你肥胖的可能性就會更高

環境——包括:

- 你的飲食
  - ——糖和精製碳水化合物會增加胰島素,阻斷瘦素傳遞體重控制訊號(前面提過)
  - ——果糖[8]
  - ——植物油[9]
- 壓力(皮質醇)——會增加胰島素和食慾
- 睡眠(褪黑激素)——影響皮質醇和食慾
- 過去的節食減重行為——向大腦發出訊號「儲存」更多能量(脂肪)以備將來食物短缺(節食)之需

9　原注:第四章會解釋為何植物油和果糖(fructose)會提高個人的體重設定點。

減輕體重隊　　　　恢復體重隊

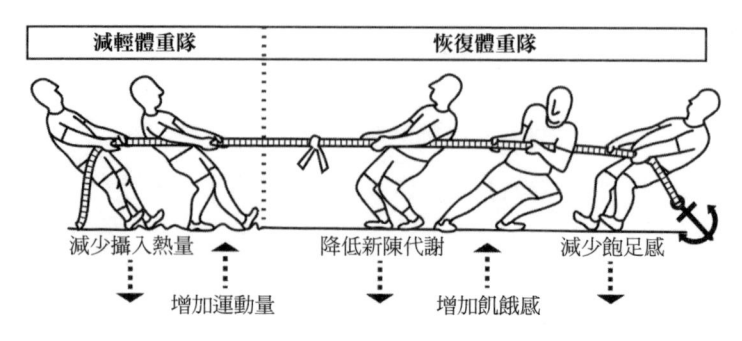

減少攝入熱量　　降低新陳代謝　　減少飽足感
　增加運動量　　　增加飢餓感

圖 3：減重拔河比賽

量和運動迫使體重下降，最終都會失敗。因為你的大腦會對抗節食帶來的體重減輕；大腦希望你的體重能夠維持在設定點，它認為這樣的體重對你更安全。」

我請學生把節食想像成一場拔河比賽：一邊是「減輕體重隊」，隊員包括節食（減少攝入熱量）和上健身房（增加運動量）；另一邊則是「恢復體重隊」，隊員包括降低新陳代謝（讓你無法燃燒更多能量）、增加飢餓感和降低飽足感。「如果你嘗試以傳統的節食和體能訓練來減重，以此偏離體重設定點，那麼『恢復體重隊』一定會贏得最後的勝利。」

學生對這種關於肥胖的解釋很感興趣，他們問我：「一個人的體重設定點一開始是如何決定的呢？」

「體重設定點是由你的**基因**，和你目前所處的**環境**共同決定的。」我說道，「所謂環境，我指的是你吃的**食物類型**、你的**壓力程度**和你的**睡眠模式**。」

你的家庭

遺傳扮演了相當重要的角色。事實上,它可能影響了某人體重設定點的 70%。有許多研究針對在不同家庭長大的同卵雙胞胎,對他們成年時的體重進行比較,結果顯示基因對體重的影響大約佔了 70%。各位應該可以想像,我在診所看診時,這些肥胖症患者往往會把同樣

減重停滯期

許多接受過減重手術的患者會遇到一個共同現象,也就是他們會回報自己遇上了減重「停滯期」。他們在手術後可能會觀察到自己的體重在幾週或幾個月內迅速下降,然後達到穩定狀態。這種停滯期可能會持續幾週,直到他們突然發現自己的體重又再次下降。在他們的減重過程中,這種情況往往會發生好幾次;同樣的減肥停滯期也會發生在那些只靠飲食手段減掉大量體重的人。我認為這種逐步「分階段」減重的現象,可以用減輕體重隊和恢復體重隊之間持續不斷的戰鬥拉扯來解釋(如圖 3 所示)。當體重停止減輕並進入穩定狀態時,代表兩支球隊之間的拉力相等,因此出現停滯狀態。但如果減輕體重隊繼續拉動(就像手術帶來的重大改變),最後下視丘便會做出決定——減輕更多體重並重新平衡。因為較輕的身體需要的能量較少,亦即有些備用能量可以使用在更重要的功能上,例如確保免疫系統的防禦完好無缺等。

患有肥胖症的親戚帶來。所以如果你天生苗條，也比較可能來自具苗條體態特徵的家庭。

現代食物

然而，如果是涉及超重或肥胖等極高的體重設定點，可能就是由於基因與你碰巧居住、接觸的食物環境相結合所導致的。我們知道在食用所謂「西方飲食」的國家裡肥胖率相當高[10]；而在不吃西方食品的國家裡肥胖率則較低。因此，如果某人天生具有肥胖遺傳傾向，但他生活在一個不吃西方食物的國家或地區（例如亞洲或非洲），他的體重很可能會維持正常。然而，如果他的生活環境改變或搬到一個以吃西方食物為常態、同時又有西方零食文化的國家，他的身體便可能會開始產生瘦素抵抗，因而推高體重設定點。

惡劣環境

不光是西方食物會導致體重設定點升高，在你周圍的其他環境因素以及你的生活方式，例如壓力和睡眠狀況不佳等，也都會產生影響。壓力會增加血液中的皮質醇，而皮質醇會引起「生存壓力」反

---

[10] 原注：所謂的西方食物起源於美國，並大量出口到世界各地。其中包括加工食品（由工廠生產，添加大量人工香料、色素和防腐劑）、速食（含大量精製碳水化合物並用植物油烹調的外賣食品）、甜的碳酸飲料（可樂）和果汁，以及富含甜味（糖）和鹹味（植物油）的零食。這些飲食中都含有大量的糖、果糖和致炎性植物油——這些因素都會引發瘦素抵抗並導致肥胖。

應,讓身體增加食慾和血糖。身體對於這種狀況的回應,便是產生更多胰島素。前面說過,胰島素會阻斷大腦中的瘦素訊號路徑,因此產生瘦素抵抗,再度導致體重設定點提高,讓體重隨之增加。這一切都是因為你的大腦指示身體必須吃更多東西、消耗更少能量,以達到更高的新體重設定點。

缺乏黑暗

許多生活在現代城市的人們睡眠不足,這同樣也會導致體重設定點升高。褪黑激素(Melatonin)是眼睛後面微小的「松果體」(pineal gland,又稱松果腺)回應光線減弱而產生的激素。它會在昏暗環境下促進睡意,並有助於健康的睡眠。不幸的是,如果你生活在具有大量人造光線的環境下,就沒有機會大量釋放褪黑激素來促進睡眠。現代照明和二十四小時燈火通明的城市造成黑暗環境減少,也造成褪黑激素的缺乏。

褪黑激素的次要作用是減少壓力和皮質醇。如果缺乏褪黑激素(因為缺乏黑暗環境),皮質醇濃度就會上升,胰島素也隨之增加,接著又再次讓瘦素的傳遞路徑受阻。由於大腦無法看到瘦素訊號,你的體重便會隨著體重設定點提高而增加。這就是為什麼開始輪班工作的人,尤其是夜班工作者,體重通常都會增加。

現在該來切除我釘好的這一大塊胃部了。我向手術團隊喊「開燈!」,病人腹部的皮膚再次被手術室上方的大燈照亮。我先取出強森先生腹部的一個大套管針,並用一把剪刀擴大皮膚和腹壁上的窄

孔。這把剪刀放在廚房裡看起來應該也很合適。對於學生們來說,這是手術中最令人興奮的一刻。

接著我對莉絲說「岳母!」(Mother-in-law)[11],她遞給我一個長桿狀的抓握器,上面有鋒利的咬合齒可用來抓住胃部。我把抓握器推入剛剛用剪刀擴大的腹壁孔洞中,並小心地用手指按住孔洞,防止打入腹部的氣體洩出,以便保留可以觀察腹部內部的空間。然後我用抓握器緊緊夾住分離的胃,由胃部最窄的部分開始,將它從洞中拉出。當我輕輕地把胃取出後,學生們終於可以直接看到胃的真實模樣。

隨著一股氣體湧出,分離的胃終於被取出,放在莉絲準備好的腎形盤子上。現在胃的顏色變成了深紫色,如果把它充氣,看起來就會像隻巨大的蝦子。我指示其中一名學生:「請戴上手套,用剪刀把胃打開。」這件事對他們來說無疑是值得告訴家人朋友的大事。

在這位學生充滿熱情地剪開厚厚的胃部肌肉壁時,我對他們仔細解釋了這項特殊手術會如何為強森先生帶來幫助。「他的胃大約有70%被切除,因此胃容量也隨之減少。」這意味著他無法吃太多,因此能讓體重減輕。「在正常情況下,身體對此的反應是增加食慾,鼓勵尋找食物的行為,」我說。「然而經過手術後,飢餓的訊息會被暫時中止,因為被切除掉的胃部原先負責分泌飢餓肽,以此傳遞飢餓訊息。一旦這部分的胃被切除,食慾也就被根除了;換句話說,就是恢復體重隊失去了關鍵成員。所以這一次,減輕體重隊將獲得勝利。」

---

11 原注:「岳母」是對有爪抓握器的常見暱稱,因其可怕的外觀而得名。這種老式幽默在手術室裡仍然存在。

How to Eat(and Still Lose Weight)
A Science-Backed Guide to Nutrition and Health

手術結束了，我請能力高強的助理外科醫師費薩爾接手，用縫合線縫合皮膚。接著我把手套和手術衣扔進「廢棄物」垃圾箱，以便稍後焚化。學生們已完成強森先生的胃部解剖，我再次請他們注意我接下來要說的話。

保險策略（針對未來飲食）

「剛剛我們提到，當有人試圖透過節食減重時，身體就會發生一場拔河拉鋸戰，最後獲勝的總是恢復體重隊，隊員包括降低新陳代謝、提高食慾、降低飽足感等。然而，當我在診所與患者交談時，他們通常還會告訴我他們在節食之後，不僅會恢復因節食而減掉的所有體重，甚至還會變得比節食前更重。之所以會發生這種情況，是因為大腦察覺到環境變得充滿敵意，它感知到因節食而發生的熱量受限情況，而且覺得這種情況有可能再度發生。」

我向他們解釋這種機制可能來自過去人們還是穴居人時期發生過的食物短缺，所以大腦學會了讓身體攜帶更多的能量儲備（脂肪），以確保可以面對未來出現的食物短缺情況。到了現代，雖然我們很幸運地生活在一個食物充足的時代，但當有人經常性的節食時，同樣的食物短缺訊號依舊會被傳送到大腦。

「對大腦來說，節食就像是一再發生的飢荒一樣，大腦無法區分兩者的差異。結果便是，大腦為了對應未來的糧食短缺，採取了保險策略，也就是把體重設定點更往上移動，讓體重隨之增加。因此，低熱量節食法對減重來說剛好適得其反。大多數最後決定進入減重手術診所的患者，都已經嘗試好幾年或甚至好幾十年的低熱量節食法，並

且都得到同樣的最終結論：節食是行不通的。他們已經嘗試過一切減少熱量攝入的方法，但每次都失敗，所以他們才會考慮減重手術。」

這時，溫特問道：「如果低熱量節食沒有效果，那最好的減肥方法是什麼？」

體重錨

我請他們把人的體重設定點想像成船錨。「船可以嘗試漂離錨點，但最後總會停下來。」如果你的錨沉在海洋的「正常體重」區，那你很幸運；然而，如果你的錨沉在海洋的「肥胖」區，那麼無論你如何嘗試用蠻力駛離該區，都不會成功。請想像一下將錨用鬆緊繩固定在船隻上的情況。你將船駛離時越用力，繩索把船拉回船錨的力道就越強。如果你想透過節食和運動來達到新的體重，就會發生這種情況：付出的努力越多，就越會被更強的力量拉回海洋的「肥胖」區。

移動你的體重錨

「不過，」我繼續說，「如果你瞭解大腦如何計算它要你的體重錨所處的位置，亦即大腦的體重設定點後，你就不必透過強行前進（藉由節食和運動）來對抗體重錨。因為你可以透過改變大腦感知的某些條件，將你的體重錨移動到不同水域。

改變體重錨的其中一個方法，就是透過飲食選擇。「如果你改變吃下的食物類型，遠離那些會阻礙瘦素訊號的食物，轉而採用那些沒

有肥胖問題的地區人們所食用的食物類型，而不減少熱量的攝取，你便可以在一定程度上改變你的體重錨（體重設定點）位置。我們已經知道『戒糖』或『超低碳水化合物飲食』有助於減肥。但由於大家誤把『熱量』視為影響體重的最重要因素，於是以為這類飲食改變所造成的體重減輕，是由於攝取的熱量減少所致，其實情況並非如此。減少攝取糖分或碳水化合物可以讓體重減輕的主要原因，是因為身體不再產生過多胰島素。隨著胰島素減少，瘦素訊號的傳遞便不再受阻；這麼一來，瘦素就會恢復正常作用，亦即讓食慾降低，阻止體重增加。透過改變行為，讓自己不吃那些食物，某種程度上就像從肥胖的海洋起錨，航行到健康船隻停泊的地方，然後在那裡下錨。雖然你可能無法一口氣航行到正常體重的水域範圍，但絕對會抵達比過去更健康的水域。」

「所以，如果我們的所有病患都戒糖，並攝取低碳水化合物，他們就都可以減肥成功，不再需要減重手術了嗎？」溫特扮演了魔鬼辯護人的角色，替學生問了一個困難的問題。

「這是個很好的觀點。他們肯定會減掉一些體重，但由於他們多半非常肥胖，所以體內有大量的發炎狀況。前面說過，發炎也會阻斷瘦素訊號的傳遞，因此，即使在生活方式大幅改變後，瘦素抵抗仍會暫時存在。此外，如果有人已經與肥胖爭鬥多年，我們還必須考慮食物的『成癮性』。食品公司知道某些食物——尤其是含糖食品和含有糖／油組合的加工食品，會為人們帶來明顯的愉悅感。這會誘使我們產生尋求獎勵的行為模式，形成習慣——這類食物於是變成一種心理應對機制，最終成為一種成癮。」

「這種渴望不單只是為了獲取食物，而是對高熱量食物特別渴

望,以便更有效地補充能量。」當你不斷體驗到這種補充能量的感覺,吃進許多經過加工的食物,上面帶有色彩繽紛的標籤誘惑,還含有大量的糖和油──你會很自然地成為食品公司的目標客群,最終也會成為這些加工食品的受害者。一直大量食用西方食物,會不斷加強大腦中的獎勵迴路,使你更難放棄這種食物。習慣和成癮於焉形成,使你成為生活在這種食物環境中的不幸受害者。所以,關於剛剛那個問題,我的答案是肯定的;如果一個嚴重肥胖者改掉他的飲食習慣,一定會減輕部分體重。然而,他們身上仍會有那些由發炎引起的、已累積到一定程度的瘦素抵抗,不斷對他們發出「繼續進食」的訊號。若這些強烈的激素食慾訊號,與根深蒂固的獎賞路徑、習慣循環和食物成癮結合起來的話,就會讓只吃健康的低碳水化合物、低糖食物的人難以持續下去。

「大多數肥胖者告訴我的是,當他們開始第一次節食後,問題就真正開始了。原先他們可能只是過重,也許他們只是想為某個事件減掉一些體重,來獲得適合夏季海灘的身材之類。然而,一旦他們開始強迫自己的身體違背大腦的意願,達到低於體重設定點的體重之後,便會導致他們在之後的減肥拉鋸戰中失敗,甚至讓體重變得比節食之前更重。多年來,這種減重失敗再乘個十次、二十次或五十次後,他們的反覆節食最終迫使體重增加過多,並在脂肪發炎和糟糕的食物選擇下產生瘦素抵抗。」

「如果他們在年輕、體重只稍微過重時,就知道他們可以透過調整飲食類型、關注壓力和睡眠的情況來降低體重的話,他們就不需要多年來持續採用各種會降低代謝能量的低熱量飲食。對他們來說,只要簡單的調整飲食和生活方式已經足夠,而且有效。然而,由於大多

數醫生、營養學家和營養師並不完全瞭解肥胖背後的成因,所以他們仍會建議過重的人透過限制熱量的方式來進行減重。於是,這些人被告知要嘗試強行遠離自己的體重錨,導致身體的阻力和反抗——而無法幫助他們理解自己肥胖的成因,沒有理解到他必須起錨航行到健康水域,才能持續減重。」

能量輸入與能量輸出

我們談到每個人都有自己的體重設定點,這是由他們的基因、環境(食物、壓力、睡眠)和他們之前的飲食傾向所決定的。這些學生現在終於明白,為何靠限制熱量將體重降低到體重設定點以下是行不通的;因為恢復體重隊最後一定會贏得這場拔河比賽。我接著告訴他們,「我現在想鎖定另一個仍舊存在誤解的領域,它也是恢復體重隊的成員之一,那就是新陳代謝如何成為身體阻止體重減輕的王牌隊員。」

身體每天消耗的能量多寡,是由我們的「新陳代謝」決定的。新陳代謝分為三個部分:

主動能量消耗:這是指劇烈活動所消耗的能量。對於大多數不去健身房或不運動的人來說,這大約僅佔人體總消耗能量的1%至2%。即使你去健身房鍛鍊身體,可能也只會消耗總能量的10%至15%而已。

被動能量消耗:這是日常活動消耗的所有能量,例如步行、在辦公室工作、溫和的家事或嗜好等,大約佔一個人每天消耗總熱量的20%至30%。

基礎代謝：這是即使不運動，身體也會每天消耗的總能量；就算你整天都躺在床上，仍會消耗掉這些能量。它包括負責維持生命的所有重要功能，例如心跳、呼吸、體溫恆定、免疫系統和大腦的活動等。基礎代謝大約佔每天總能量消耗的70%，它跟個人可以控制的主動和被動能量消耗不同，因為你的基礎代謝無法有意識地調整。你無法控制你的基礎代謝。

因此，基礎代謝（basal metabolism，以下我將簡稱其為新陳代謝 metabolism），亦即為了保持身體運作而消耗的能量，佔了人體總能量消耗的三分之二以上。任何認為運動才是消耗能量主要因素的人，都是錯誤的⋯⋯除非你每天都跑一場半程馬拉松（約21公里左右），才有可能透過運動消耗接近日常基礎代謝的能量。

新陳代謝因人而異

我們對新陳代謝的最大誤解，就是認為它在某種程度上應該是「固定」的。有些人可能會認為自己的新陳代謝很低或很高，而且應該是長期如此。但事實上，我們的新陳代謝並不穩定；甚至可能劇烈地高低起伏，一切都取決於大腦是否試圖阻止我們的體重增加，或試圖阻止我們減重。大多數醫生並未意識到這點，醫學院裡也還是沒教這種理論。這也是為何大多數減肥診所仍堅持使用計算卡路里和運動，作為減重的主要方法。

我跟學生說了一個著名的基礎代謝實驗，分析對象是十位在年齡、身高、體重和體型均接近的男性。「依照過去對新陳代謝的傳統理解，我們可能會預測這十個人的新陳代謝都很相似。我們會假設因

為他們的體型相似，所以他們透過新陳代謝消耗的能量應該不會相差太大。不過事實上，這十人的每日新陳代謝當中，最高和最低的差異達到了驚人的 700 大卡，相當於跑一萬步所消耗的能量，或是吃一頓有三道菜的大餐所攝入的能量。許多類似研究都發現同樣的結果，亦即新陳代謝在個體之間存在著極大的差異。

「但我們也知道新陳代謝不僅因人而異，同一個人的新陳代謝也會隨著環境變化而上下波動。這就是為何理解體重錨如此重要；因為大腦會利用新陳代謝，來嘗試把你的體重保持在體重設定點附近。這種作用就像我們在船錨的比喻中那條帶有彈性的繩索一樣。」

節能模式

接著我舉了一個例子。「你想為即將到來的活動減重（例如參加婚禮或度假等），所以你想透過把每天攝取的熱量從大約 2,000 大卡減少到 1,500 大卡左右來達成目標。剛開始你確實會發現自己的體重減輕了一些。然而，就像你的智慧型手機會因為察覺到電量即將耗盡，而切換到「節能模式」一樣，你的身體會在很短的時間內察覺到體重減輕，因此透過降低新陳代謝，來適應你每日減掉的熱量，節省能量消耗，使消耗等同於限制的卡路里攝入量。一旦這種人體節能模式啟動後，你每天消耗的能量便減少了 500 大卡。所以你會發現就算你每天持續限制攝入的熱量，你的體重卻不再減輕，這就是因為身體已經適應了新的飲食方式。」

人體調光開關

「你可以把新陳代謝想像成桌燈上的調光開關。我們的身體可以輕鬆地將調光開關轉低。桌燈雖然發亮（身體仍在運轉），但使用的能源減少了。你的新陳代謝調光開關被調低的原因，正是因為大腦感覺到體重減輕，感覺到身體正在駛離你的體重錨。因此，大腦利用新陳代謝的減弱，加上食慾的增加和飽腹感的減少，努力把你的體重拉回錨點處。

「有趣的是，新陳代謝的改變同樣能防止體重增加過多。例如沒有主動節食的人，偶爾吃下比所需更多的食物後，大腦會為了阻止你儲存多餘熱量並增加過多體重，讓新陳代謝的能量消耗增加，來適應突然大吃大喝的情況。相當於你身體的調光開關被調到最亮，來讓你的體重維持不變。也就是說，在你增加攝入熱量時，身體也會增加能量的消耗，防止你的體重增加過多而偏離自然體重錨。這也可以解釋為何有些討人厭的朋友或同事似乎可以一直吃，卻幾乎不會增加體重。」

最後，我為這場教學做了個總結，「強森先生無法減重的原因來自他的基因，以及他生活在一個飲食中含有大量糖、精製碳水化合物和植物油的國家；這兩種因素相互結合，造成他無法減重。為了適應這樣的飲食內容，他的胰島素濃度必須夠高才行，而大量胰島素會阻斷脂肪分泌的瘦素訊號（也就是原先體重超重時會向大腦發出的訊號）。由於瘦素被阻斷，大腦看不到脂肪正在堆積，反而接收到飢餓的訊號，因此他的體重錨開始向上移動。當他試圖透過節食和運動來減重時，他的代謝調光開關又會被大腦調低，也就是身體會自行適應

> **基礎代謝的劇烈變化**
>
> 靜息代謝（resting metabolism，或稱基礎代謝 basal metabolism）[12] 佔人體每天消耗能量的70%，它是我們用於重要體內功能的能量，例如加熱體溫、運轉心跳、呼吸、使用大腦思考和計算，以及免疫系統的保護作用等。
>
> 基礎代謝所消耗的能量，每天最多可以有700大卡的變化，大約等於在健身房進行一個多小時辛苦鍛鍊所消耗的能量，或者與吃一頓大餐所攝入的熱量相同。
>
> 當大腦覺得我們的體重過低時，便會降低我們的基礎代謝以節省能量；而當大腦認為我們的體重太高時，便會提高我們的新陳代謝來協助減重。

這樣的節食飲食，造成他的節食失敗。」

說到這裡，兩位醫學生熱切地點頭——我希望這些有關肥胖的知識，可以讓他們在未來漫長的職業生涯中（無論他們選擇從事什麼醫學分支），在面對那些與肥胖辛苦鬥爭的人時，能夠更富同情心。

我轉向溫特，他正在叫醒強森先生。強森先生現在已經被轉移到超大的病床上，正在咳出呼吸管。「手術結束了，強森先生，一切順利，現在只要放輕鬆就好了。」而我也該去喝杯咖啡了。

---

12 譯注：resting metabolism 有譯靜止代謝、安靜代謝等，為免歧異，以下均譯為靜息代謝。

第二章
現代廚房
瞭解我們的飲食環境

「食物是你的起點。」

——范達娜・席娃[1]

我們在上一章中學到,體重錨會受到你攝取的食物類型影響。如果我們的飲食中有大量糖分或精製碳水化合物,胰島素的濃度就會增加,阻礙人體天然的體重感測器——瘦素——的訊號傳遞,大腦會因此受到混淆,導致我們的體重增加。含有過多植物油和果糖的食物也是如此,它們會讓體重控制訊號失靈,導致體重增加。所以跟大多數人對飲食的理解不同,導致體重增加的並非這些高熱量食物所含的熱量,而是因為它們阻礙了體重控制訊號的傳遞。

在過去四十年裡,我們吃到的大部分食物都富含糖、精製碳水化合物、果糖和人造植物油——也正是這些食物讓我們的體重控制訊號失靈。根據目前的數據顯示,加工食品佔英國一般公民每天攝入之總熱量的56%,這個數字在美國甚至更高。因此,在同樣的四十年間,英國人的肥胖率已從總人口的5%至10%左右,提升至目前總人口25%至33%。

---

1 譯注:Vandana Shiva,印度環保運動家。

加工食品不僅導致肥胖，還會導致許多原先只影響所謂「富裕國家」的健康問題。正如我將進一步解釋的——是現代食品導致了現代疾病。

在本章（以及下一章）中，我們將深入探討食品加工以及「超加工食品」（UPF，ultra-processed food）如何影響我們的大腦和身體。一旦清楚瞭解這些食物的危險性，我們就可以找到更簡單的方法，保護自己不受危害，不用再單憑意志力來面對肥胖。因為當你瞭解得越多，養成健康習慣所需的意志力就會相對減少。

2040年1月，你的未來廚房

請想像革命性家庭烹飪的終極境界——你可以在家裡，用基本原料製作出各種你最喜歡的超市零食。這就像是一個兩全其美的境界，在寬敞、明亮、超現代化的廚房裡，花一個小時左右，一邊在Alexa（智慧音箱）上聆聽你最喜歡的歌曲，一邊為朋友的來訪準備美味零食。

這個未來的摩登廚房必須備有充足的基本原料，幸好大部分零食只需少量材料即可製作：**糖、麵粉（小麥、玉米、米、馬鈴薯）、澱粉（來自玉米或馬鈴薯）、植物油（向日葵、油菜籽、棕櫚、藏紅花）、可可和更多的糖**等。

這個未來廚房必須備有一些很棒的新烹飪工具（這就是為何我說它是未來廚房：這些工具還沒被發明出來）。包括適合廚房大小的工業級液壓機和滾筒（roller，類似壓麵機），以便將我們製作的零食壓扁，擠成可愛的形狀；超高功率攪拌機，能確保原料可以完美混合；

一台強大的離心機，可用來過濾汙垢和碎片。還需要一台高溫蒸箱、一台高速熱風烤箱或精密的油炸鍋，要用哪一台取決於你打算烹飪什麼食物。最後，一台很酷的噴霧機，可以在零食煮熟後以美味的粉末塗覆其上。

為了確保安全，我們還需投資更多機器。如果是脆片（類似洋芋片）的話，就需要一台電子打孔機，它既可以在洋芋片上打出小孔，還可以防止致癌物「丙烯醯胺」（acrylamide）的形成[2]。備妥食物，準備開動之前，還須先通過 X 光掃描機，以確保沒有塑膠、玻璃、骨頭或石頭混在裡面……我們可不希望朋友咬斷牙齒。

長「香料」架

為了讓這個廚房製作的零食吃起來像真的零食一樣，廚房裡還要有一個專門用來添加「增味劑」的區域，包括防腐劑和抗氧化劑（防止食物變質）、增稠劑（thickener）和甜味劑等。當然，其中最重要的就是用來增強食物風味和色澤的增味劑。

風味和顏色對於我們的最終成品來說非常重要。我們可以用廚房裡的全新烹調器材，製作出形狀美妙、口感鬆脆或質感耐嚼的零食，不過它們的顏色可能都是單調且令人倒胃口的棕色或灰色（可想像成透過黑白濾鏡看到這些食物的樣子），嚐起來的感受可能也很乏味。如果你在感染新冠病毒後失去味覺，應該就會明白味覺的重要性。因

---

2 原注：丙烯醯胺是一種白色的水溶性化學物質，是高溫烹調含天門冬醯胺（asparagine，一種蛋白質胺基酸）和葡萄糖食物的副產品，一般認為會增加罹癌風險。

為我們不希望做出來的脆片零食呈現灰暗的色澤和難聞的味道,所以必須添加一點色香味。我們的客人（以及許多其他哺乳動物和鳥類）演化出了將水果明亮鮮豔的顏色視為植物發出的「快吃我」訊號,這就是為什麼我們喜歡吃金黃、閃亮、顏色鮮豔的食物（就像焗豆[3]）；這些食用色素對於我們的味覺期待來說相當重要。

未來廚房裡的這個區域,將被歸類為 E 區。這裡會有可以填滿一整個大儲藏架的一堆小罐子,看起來就像超市的香料區一樣。不過這些罐子裡裝的都是不同顏色的粉末和油,每個都有以字母 E 開頭的編號。這些大儲藏架可能會佔滿這間未來廚房的後牆,架上的小罐子按順序排列：E100-199 為各種色素罐、E200-299 是防腐劑、E300-399 是抗氧化劑……一直到 E1000-1599 則是其他添加劑……其總數一共是三百一十九個,所以我們需要一個很長的香料架。

在開始烹飪之前,我們必須確保食物安全,因此我們得先從貨架上移除某些編號的罐子。我們要烹飪的是能讓所有朋友安全食用的食物,所以不能給他們任何在他們國家被「禁用」的添加物,或可能對他們的健康有「潛在危害」的物質。讓我們先去掉一些「顏色」吧,就從「南安普敦六種」（Southampton Six）[4] 開始。這六樣包括：E102 檸檬黃（Tarazine）,是一種源自石油的黃色著色劑（與 ADHD〔注意力不足過動症〕和癌症有關）；E104 喹啉黃（Quinoline Yellow）,

---

3　譯注：焗豆是將白豆與番茄汁或其他顏色和口味較重的醬汁一起熬煮製成的料理。
4　原注：「南安普敦六種」指的是六種食品色素添加劑,它們在與 E211 苯甲酸鈉（sodium benzoate,一種常用於零食、果汁、調味品和醃黃瓜中的防腐和調味材料）混合時,可能會導致兒童過動症,因此其中許多種都在北歐國家禁用。英國食品安全機構則要求食品業者主動停用這幾種食用色素。

How to Eat（and Still Lose Weight）
A Science-Backed Guide to Nutrition and Health

是一種源自煤焦油的黃綠色染料（也被懷疑與兒童 ADHD 有關）；E129 誘惑紅（Allura Red）或稱食用紅色四十號「Red 40」，源自石油，存在於許多水果棒、麥片、蛋糕粉、調味牛奶、紅色飲料和軟糖中（可能引起過敏反應）；E124 麗春紅 R4（Ponceu R4），一種草莓紅色食用色素（對動物有罹癌風險，人類未知）；E110 日落黃（Sunset Yellow），來自石油（同樣疑似與兒童 ADHD 有關）；E122 氮紅（Azorubine），源自汽油製成的固體紅色染料，用於化妝品以及一些乳酪和乾果中（含 2-萘胺，有潛在的癌症風險）。或許我們也該把 E220 二氧化硫（sulphur dioxide）拿掉，因為它會加重氣喘症狀。

我打算先創建自己的色素「畫架」，讓我更容易使用這些食用色素，彷彿我正要用畫出一幅油畫傑作一樣：

綠色──來自銅和葉綠素的 E141
亮藍色──來自煤焦油的 E133
橘色／黃色──來自薑黃的 E100
紅色──來自蛋黃和乾燥昆蟲的 E120
黑色──來自煤焦油的 E151

好了，現在是該做重大決定的時刻了，我該創造什麼特別的食物，讓我的朋友留下深刻印象，以便讓他們想持續享用呢？

我打算準備一份美味的零食，也許是一種餅乾，或是一種他們永遠吃不夠、造型看起來很瘋狂的洋芋片，再加上一杯色彩繽紛、味道鮮美的飲料，以此振奮他們的味蕾。

現代廚房
令人上癮的酥脆零食

原料

基本原料：

- 馬鈴薯粉
- 玉米粉
- 大米粉
- 玉米澱粉
- 小麥澱粉
- 植物油（菜籽油）

增味劑：

- E631 肌苷酸二鈉（disodium inosinate，來自各種食用肉、雞肉廢棄物）
- E1400 糊精（maltodextrin，澱粉質地增強劑，可改善「口感」）
- E627 鳥苷酸二鈉（disodium guanylate，來自乾海藻）
- E621 味素（monosodium glutamate，MSG，俗稱味精，來自細菌發酵）

- 鹽

乳化劑：

- E471 單酸甘油酯（monoglyceride）和二酸甘油酯（diglycerides）
- E414 阿拉伯膠（gum arabic，來自樹皮，常見於水彩畫）

抗結塊劑：

- E551 二氧化矽（砂的主要成分）

防腐劑：

- E220 二氧化硫（抗真菌，但也會消除維生素 E）

色素：

- E100 橘／黃
- E120 紅

備料

準備好所有原料：把原料粉罐和所有你稍後會用到的 E 開頭的罐子都放在觸手可及的地方。

製作這些零食不必用到砧板或菜刀，請把它們收起來，然後拿出你的料理秤和超高功率攪拌機。

在你的精密油炸鍋中倒入植物油，轉到高溫，讓油有時

間達到所需的溫度。

把馬鈴薯粉、玉米粉、大米粉、玉米澱粉和小麥澱粉加入攪拌盆中。加入一點 E631、E1400、E627 和 E621（調味用），再加上少許 E471 和 E414（乳化用），接著撒上一點「沙子」（E551），然後加鹽來調味。還要加入 E220，來防止最終成品腐敗（可保存幾個月）。最後加入 E100 和 E120 食用色素，直到顏色呈金橙色（Golden Orange）。

加水揉捏，直到整個混合物形成固體，但請注意不要讓麵團太濕。接著放入超高功率攪拌機中，後退一步（因為聲音很吵，振動也很強），攪拌兩分鐘。

打開你的工業級麵團滾筒，將厚度設定為 2 公厘，然後接到成型機（類似壓模的作用）上，設定為橢圓格子壓模，尺寸設定為 5 公分 ×3 公分。

從超高功率攪拌機中取出混合完成的麵團，將其推入麵團滾筒中。當橢圓格子狀的小麵團從成型機中陸續擠出來時，請將它們個別放入微彎的油炸籃上，然後把它們浸入精密油炸鍋裡，精確地油炸個十秒。

起鍋後放到廚房的另一個角落等待冷卻。

塗層

當完成的洋芋片乾燥後，使用噴霧機對其噴灑霧狀液體

（霧狀凝結物）形式的調味劑和辣椒粉。

包裝

我們的未來廚房將擁有自己的自動包裝機，其中也包括能包裝此類可堆疊洋芋片的管狀包裝。這些管桶會有鮮豔的顏色（我想用紅色的，你也可以自行選擇），你還可以在上面加上自己的健康標語。我打算在我的管桶標籤加上「不含飽和脂肪且無添加糖」字樣。

機器會自動把脆片堆放在管狀容器中，直到裝滿為止，然後用封口機將其密封。

就這樣，工作完成，零食已經做好，也儲藏完成。

2041 年 1 月——你的派對

這種零食的優點在於添加了防腐劑（E220），因此可以保存很長的時間。即使已經過去整整一年朋友們才來參加聚會，這些洋芋片還成功保存良好，配上你去年就準備的甜美耐嚼的彩色糖果，還有各種色彩繽紛（綠色、藍色、黃色、橙色和紅色）的含糖飲料。

當朋友抵達你家並舒服地坐下時，你跑到地窖（這是去年你儲藏脆片的地點），撢去紙箱上的蜘蛛網，讓它們變得好看一點，然後拿出來分發給大家。

它們在盤子上看起來確實很不錯——閃耀著迷人的金橙色。當朋友咬一口脆片時，他們會體驗到一種愉悅的嘎吱嘎吱脆爽感受，隨之而來的是 E414 帶來的略微黏稠的口感，以及 E1400 提供的軟嫩感受。E621 中蛋白質的味道、含糖澱粉、鹽和辣椒粉的味道，都讓他們感到開心，使他們大腦中的獎勵迴路亮了起來。此外，他們喝下的含糖軟性飲料也會加強甜味。當你的朋友們都體驗到愉快感受時，派對的氣氛便開始活躍起來：「味道不錯！」、「形狀很好看」、「這些脆片太美味了，快給我食譜」……這些只是對廚師的其中一些讚美而已。

當你創造出來的食品被朋友吃進肚子裡吸收後（除了沙子沒被吸收），開始了消化反應，澱粉讓葡萄糖達到高峰，需要分泌大量胰島素來應對衝擊。而胰島素阻斷瘦素發出的脂肪飽足訊號，讓你的朋友感覺還沒吃飽。植物油也會把大量的 omega-6 釋放到血液中，包覆細胞，引起發炎，並減緩新陳代謝的速度。飲料中的果糖會破壞細胞的能量儲存過程，使細胞飢餓，而讓你的朋友感到更想吃東西。各種不同 E 數字添加劑在他們的身體和大腦周邊作用，產生了未知的後果。最不幸的是，直到目前為止，還沒有任何一位朋友吃到具營養價值的成分。

加工食品簡史

什麼是加工食品？我們如何將一種食物定義為加工食品，而把另一種食物定義為未加工食品呢？這和許多有關食物的問題一樣令人感到困惑。所有食物（除了直接從樹上採的水果外）不是都會經過某種方式加工嗎？答案是「是的」，我們吃的大部分食物，確實都經過某種程度的加工，但在製作食品時的「加工程度」，對人體的健康相當

重要。

縱觀歷史，人類早已具有足夠的智慧改變和操縱原始食材，來讓它們變得：

- 更容易咀嚼和消化
- 味道更好[5]
- 保存時間更長而不會腐敗

大約在二十萬年前，人類就已經開始對食物加工，因為當時的早期人類發現了如何生火和控制火。他們已經可以用燒烤的方式來烹飪肉類（使肉變軟也變得更容易咀嚼），並且烘烤本來難以消化的、富含熱量的塊莖（例如紅薯、樹薯等），讓它們變得更容易消化。隨著一萬二千年前農業出現後，人類又發現可以將穀物搗碎並與水和酵母混合，製作出麵包。麵包也很快就成為一種重要食物，因為它容易載運，且相對不易變質。

之後，大約五千年前，波斯（Persia，今伊朗）發現了一種由大麥發酵而製成的新飲料——啤酒。啤酒之所以成為一種常見飲料，主要是因為其豐富的熱量和品質穩定。而且早期啤酒的酒精濃度較低，即使喝一整天也很難醉。含有酒精代表它可以抵抗致病細菌，這點跟儲存的水有所不同，因為儲存的水更容易遭到病菌汙染。建造埃及吉薩金字塔的奴隸們，每天至少會獲得五公升啤酒來維生（還能提振他們的精神）。

5　原注：烹飪是食品加工的形式之一，目的在使食物更美味、更容易消化。

大約在相同年代，發酵的牛奶和羊奶也被用來製作乳酪和優格。這類食物的乳糖含量比牛奶低得多，因此更容易消化吸收，還可以比牛奶更長時間保存，因為牛奶在冷藏技術出現之前很快就會變質。

然後，大約一千五百年前的印度，達成了人類食物史上的一個重要里程碑，亦即糖的首次出現。這種食物給後世帶來許多歡樂，同時也帶來許多疾病。糖的做法是壓榨甘蔗，提取甘蔗汁煮沸乾燥，製成糖的顆粒。這種容易運輸的商品，廣泛被用來生產各種甜食，尤其是在中東地區（它被來自英國的十字軍稱為「白色黃金」）。隨後歐洲國家在加勒比海地區建造了由奴隸種植的甘蔗園，讓這種商品變得更便宜也更容易取得。

食物如何變質以及如何預防

如果新鮮食物放置的時間過長，就很容易變質或腐爛，產生難聞的氣味與難吃的味道。這是由於兩種主要過程造成的：氧化（例如切開的蘋果變褐色），以及細菌或酵母菌的過度生長（例如發霉的麵包）。多年來我們發明了各種巧妙的方法，防止食物變質或腐爛，讓它們可以保存更久；換成現代的說法就是「延長保存期限」。

乾燥

水果乾可以藉由增加糖的濃度，創造不適合細菌生長的環境，因而有助於防止腐壞，這種加工方法在古羅馬很流行。而將肉類乾燥保存備用（例如留到食物匱乏的冬天）的做法，也已經延續了幾千年。

咖哩

用香料增強肉的美味並保存肉類的方法,來自古印度文明。這種作法在西方被稱為「咖哩」(在南印度烹飪中使用,來自泰米爾語的單字 kari),利用塗抹鹽、糖和香料的混合物來醃製肉,有助於吸收水分並阻止細菌生長。此外,它還能增添肉的美味。

鹽

用鹽醃製食物(尤其是肉和魚)的做法可追溯到古希臘人和埃及人。其作用是減少細菌能獲得的水分,以減少細菌傳播並防止腐壞。與其他許多保存技術一樣,這種做法也可加強食物的風味。

煙燻

煙燻也可以追溯到古代歐洲文明和北美原住民部落。長時間對肉或魚煙燻可以殺死細菌,而且同樣會為食物增添獨特風味。

醃製

用醋、鹽水(鹵水,brine,地下鹽水蒸發自然形成)或酒精進行醃製,亦即創造不利生長的酸性環境來抑制細菌繁殖。例如高麗菜可以透過這種醃製發酵的過程[6]來長時間保存,過程裡產生的酸有助於防止食物變質並增加獨特風味。源自韓國的泡菜和源自德國的酸菜,都是這種醃製方式的常見實例。

---

6 原注:發酵是微生物(如細菌和酵母菌)在不需氧氣的情況下,分解食物中含能碳鍵的過程,過程裡的副產品便是形成的酒精。

鍍錫

18 世紀末，拿破崙提供獎金給可以發明長時間保存食物方法的人，以便為遠征軍隊供應補給。最後贏得一萬二千法郎獎金的發明，是在密封容器內加熱食物，以長期保存內容物的方法。食物（最早裝的是鹹牛肉）在料理後裝入密封罐中，然後將罐子高溫加熱，殺死食物裡殘留的細菌。這種加工法可確保食物經歷長時間後仍可食用，因此開啟了食物出口分銷到全球各地的可能性。在 19 世紀時，罐頭食品已成為重要的全球性商品。

自 1940 年代以來，真空包裝（例如超市生鮮食品區可看到包裝鮭魚的氣密塑膠包裝）已開始普遍。它的工作原理是完全去除食物周圍的氧氣，真空就代表食物中的脂肪不會因氧化而快速腐壞。這種技術的進步在於我們不必改變食物（例如對食物進行乾燥、煮沸或鹽醃）就能延長食品的保存期限。

延長葉菜壽命

你可能已經注意到，你家附近超市的大部分蔬菜區都陳列著塑膠包裝的產品。雖然塑膠會造成汙染，但這種包裝改變了內部的氣體環境，可讓葉菜的新鮮度維持更長的時間。例如萵苣或青花菜等剛切下的蔬菜，都可以繼續呼吸（與死後停止呼吸的動物大不相同）。如果植物周圍的大氣中含有大量它們最喜歡的食物——二氧化碳，它們就能更長時間地保持新鮮。因此，超市裡裝著這類葉菜的標準充氣塑膠袋裡，已預先注入對人類致命的二氧化碳含量（5%），這對葉菜來說卻是相當豐富的食物。這種延長保鮮的方法稱為「氣調式包裝」（modified atmospheric packaging，MAP）。

冷卻

1950年代,在家裡冷藏和冷凍食物的做法逐漸普遍。由於細菌喜歡在攝氏37度(與人體體溫相同)的溫度下繁殖,因此用較低的溫度來儲存食物,有助於抵禦細菌入侵,延長食物的保存期限。

現代食品的演變

正如我們所見,過去對食品加工的目的是使食物更容易咀嚼和消化,並在食物不變質的情況下保存更長時間,而且這些加工過程有時還可以使食物的味道變得更好。然而,在過去五十年裡,食品加工的基本原理已經改變。隨著延長食品保存期限的技術進步(使用化學添加劑),國際食品公司看到了機會,食物可以包裝並出口到世界各個遙遠角落,不必擔心變質的風險。便利商店和超市老闆都喜歡這種類型的產品,因為這種食品在幾個月或幾年之內都還可以食用,能在售出之前長期保存。消費者(如同你我)也發現這種不易變質的食物相當方便,可以長期存放在食品儲藏室中。這點在開發中國家尤其重要,因為當地可能缺乏現成的冰箱和冰櫃。最重要的是,食品製造商喜歡這些產品,因為這類食品的核心成分如麵粉、糖、鹽和植物油等原料都非常便宜。當食品以工業規模大量生產時,生產成本同樣也很便宜,這便意味著新加工食品的獲利空間龐大——利潤遠遠超過新鮮食物。食品加工也不再像過去那樣,為了我們的利益存在——現在,食品加工是一種賺大錢的方法。

現代保存技術

目前食物多半透過添加化學物質來延長保存期限，如果沒有這些添加劑，現代加工食品就會像新鮮的魚、肉或蔬菜一樣容易變質。其腐敗的過程是一樣的：不是因為細菌過度生長而變質無法安全食用，就是因為其中的脂肪和油被氧化，讓食物酸敗。食品中的化學添加劑具有抗菌作用，可以限制細菌和真菌的生長，也可以作為抗氧化劑，限制食品的氧化。

化學抗菌劑

現代食品常見的抗菌添加劑包括丙酸鈣、硝酸鈉（和亞硝酸鹽）以及亞硫酸鹽。丙酸鈣（E282）是用在烘焙產品和其他加工食品上。它的工作原理是把酸釋放到食物中，利用酸性環境讓細菌不易生長。服用過多丙酸鈣的副作用包括消化問題如腹脹或腹瀉，也有導致ADHD的疑慮，在動物研究中也發現它與自閉症有所關聯。

硝酸鈉可被用來製作化學肥料和炸藥，在植物中也大量存在。雖然我們吃蔬菜也會吃進硝酸鈉，但當它們被人為添加到加工和醃製肉類中時，會導致未來罹患結腸癌（一般歸類為大腸癌）的風險增加。

從硫酸提取的二氧化硫（E220）具有抗菌和抗氧化特性，經常被用於乾果中，以確保水果可以維持漂亮的外觀。這種亞硫酸鹽和其他亞硫酸鹽（E220-E228）[7]在許多食品中被用作抗真菌和抗菌劑。[8]一般

---

7 原注：E220 二氧化硫、E221 亞硫酸鈉、E222 亞硫酸氫鈉、E223 焦亞硫酸鈉、E226 亞硫酸鈣、E227 亞硫酸氫鈣、E228 亞硫酸氫鉀。

8 原注：亞硫酸鹽常被用於飲料（甜酒、葡萄酒、果汁、軟性飲料）、餅乾、麵包、披薩

認為，食品表面或內部存在的亞硫酸鹽防腐劑，會引起我們身體的自體免疫反應和其他不良反應，包括氣喘、皮疹、皮膚搔癢、紅腫、腹部絞痛和腹瀉等。亦有報導指出，亞硫酸鹽會對腸道微生物（微生物組合）的敏感平衡產生不利影響，導致難以預料的後果。

化學抗氧化劑

丁基羥基甲氧苯（E320，一般稱 BHA）和二丁基羥基甲苯（E321，一般稱 BHT）這兩種石化產物經常被添加到食品中，用來吸引並吸收氧分子（抗氧化）。一般當氧氣與油品（尤其是許多加工食品中存在的不健康植物油）產生反應時，會釋放如醛和酮等帶惡臭的氣體，讓油品或含油食物聞起來像陳年乳酪，這種過程稱為酸敗，讓食物「走味」。利用這兩種石化產物來吸收氧分子，便可以延遲酸敗的發生。

除了作為抗氧化食品添加劑以外，它們還被用於化妝品、潤滑油商品、噴射機燃料和防腐劑等。不幸的是，雖然這些化學物質存在於你家冰箱和食品儲藏室裡的許多常見食品中，但它們已被美國國家衛生研究院（NIH）正式認定為「致癌物質」（carcinogenic，醫學上對於可引起癌症物質的用語）。儘管大量的動物研究已證明這些丁基化合物（butylate）的攝取與罹患皮膚癌的風險相關，但由於這類物質在大多數加工食品中的劑量較低，因此目前該添加物在世界大部分地區仍被認為安全，只有加州地區例外：當地公共衛生當局已將丁基化合物列為人類致癌物。

麵團、馬鈴薯乾、肉湯粉、醬汁、水果配料和蝦中作為防腐劑。

另一個同屬丁基化合物的抗氧化劑──特丁基對苯二酚（TBHQ，E319）──更令人吃驚。正如麥可・波倫（Michael Pollen）在《雜食者的兩難》（*The Omnivore's Dilemma*）一書中所寫道的：「它會被直接噴在雞塊上或噴在包裝盒的內部，以協助維持新鮮度。」而根據《食品添加劑消費者詞典》（*A Consumer's Dictionary of Food Additives*）一書所述，TBHQ 是丁烷（例如打火機油）的一種形式，美國食品藥物管理局（FDA）允許食品加工業者在食品中少量使用：例如在雞塊中的含量不得超過 0.02％。如果我們考量一下攝取 1 克的 TBHQ 才可能導致「噁心、嘔吐、耳鳴、精神錯亂、窒息感和虛脫」的話，可能也還好；然而「攝取 5 克 TBHQ 就會致命」。

瞭解你的敵人（或客戶）

根據 2021 年的一項報告，全球加工食品市場每年都有高達 2.3 兆美元的利潤。為了賺取巨額收益，食品公司當然希望讓消費者無法抗拒他們的食品，實現銷售利潤的最大化。他們不僅需要吸引消費者購買產品，還得讓我們想要重複購買。因此，他們聘請了幾千名食品科學家，來研究人類（是的，又是你和我）到底最喜歡食物的哪些部分。在各種深入研究後，這些專家確定了我們在選擇食物、品嚐食物、咀嚼食物和食用食物時，最喜歡的幾個關鍵因素。

口味組合

跟所有動物一樣，人類也是透過氣味、味道、外觀和感覺來判斷某物是否可以食用。我們的舌頭上有五個內建感應器，可以感知甜

味、酸味、鹹味、苦味和鮮味（類似蛋白質的味道）。鹽、糖和鮮味的組合對我們來說是完美的味道。鮮味，亦即通常在吃肉時會體驗到的味道，可藉由添加麩胺酸鈉（味精，E621）和 5′ 硝酸鹽（5′- 呈味核苷酸二鈉，E635）來人為產生。鹽則可以增加食用含糖食物時的愉悅感。食品科學家研究出了最理想的口味添加比例：1％至 1.5％的鹽、0.15％的味精以及 0.02％的 5′ 硝酸鹽，這樣的比例可創造出最令人上癮的口味。

口感

當食物進入嘴裡的時候，除了刺激味蕾之外，我們還能感受到食物帶來的感覺和濃稠軟硬度，也就是所謂的「口感」。味覺約佔食物感受的 10％，口感則佔 40％以上；而口感中最重要的兩個因素，便是動態對比（dynamic contrast）和口腔塗層感（mouth coating）。

例如鬆脆感、咀嚼感、滑順感、溫度（熱、冷或微溫）和辣味，都是咀嚼食物時可以感受到的口感。如果一種食物具有許多不同的口感元素，例如「既鬆脆又黏稠還帶點辣味」，這些不同感受的組合──也就是所謂的動態對比，便會使食物更受歡迎。

第二種，可能也是影響口感最重要的部分，便是口腔塗層感；這會在食物處於乳化（水狀食物和脂肪食物混合在一起）狀態時產生。乳狀食物會在我們口中帶來一種非常誘人的「融化」感受，例如奶油、冰淇淋、巧克力，以及許多不同的醬汁和調味料，如美乃滋或沙拉醬等。

鮮豔的色彩

我們喜歡顏色鮮豔的食物。從演化的角度來看，可食用的水果會產生鮮豔的顏色來吸引動物吃下，藉以傳播牠們的種子。與顏色鮮豔的食物相比，我們（作為動物）對於米色或灰色的食物比較沒胃口。不幸的是，米色或灰色通常是高度加工食品本來的顏色，這也就是為何加工食品必須添加食用色素，以讓它們看起來更可口，更能激起人們的購買慾望。正如我們想要食物有著不同口感（鬆脆、耐嚼等）的動態變化，鮮豔多樣的色彩也能讓食物變得更加美味。這就是為什麼蛋糕上要裝飾各種顏色鮮豔的奶油或糖粉，速食店要在漢堡裡搭配顏色對比鮮明的生菜、番茄和起司等配料，這樣的色彩搭配，能讓它們在廣告看板上看起來更加令人難以抗拒。米其林星級餐廳的廚師也瞭解這點，所以他們也會在餐廳的招牌菜中將不同口感和顏色加以結合，讓食用這些菜餚成為一種特別愉快又令人動心的體驗（直到帳單出現為止）。

卡路里密度

食物的「卡路里密度」（calorie density）是指食物所含的卡路里（熱量單位）數量，通常是以每克食物含多少卡路里（kcal/g）來標示。當你吃下食物時，你的胃腸會感知食物所含的卡路里密度，並向大腦發送有關這些食物的訊息。例如水的熱量密度為 0 kcal/g，脂肪（例如奶油）的熱量密度則最高，約為 9 kcal/g。實驗證明，就我們所吃的食物而言，4-5 kcal/g 的熱量密度最為理想。因此，毫不奇怪第，大多數現代加工食品的卡路里密度都設定在 4-5 kcal/g。

食物愉悅方程式

最後我們會根據計算結果,在生產新食品時組合上述所有因素:

味道＋顏色＋口感＋口腔塗層感＋卡路里密度
＝終極吸引力和成癮性

如果食物的熱量密度低於理想的 4-5 kcal/g 時,就必須添加額外的顏色、口感和口味來加以彌補。大家可以想像一下鬆脆且經調味與上色的爆米花──卡路里密度上的缺乏,可透過味覺和視覺感受來得到補償。

愉悅的美味密碼

因此,多虧了多年研究和上千志願者的品嚐實驗,讓食品科學家能測量我們從不同食物中體驗到的愉悅感──這就是至樂美味的關鍵密碼。經過長期辛苦的研究,科學家準確發現了我們的味覺如何運作:包括我們最想吃什麼食物、最渴望什麼食物、哪些食物會讓我們想一吃再吃。就好像我們過去珍藏的、秘密的口味密碼被駭客入侵了,讓我們成為握有這些珍貴資料的攻擊者最容易得手的目標。

有了這些數據後,聰明的食品科學家便能發明出對我們來說「超級美味」的新食品。這些食品往往是由糖、麵粉、不健康的油和鹽等類似成分所製成,因此價格便宜且營養價值低,正是容易激起我們渴望、讓我們過量攝取的食物。

美味的密碼本來是人類選擇食物的參考基礎,深植人心,協助生

存。然而，現在食品公司已獲得這方面的知識，所以我們不再能完全掌控自己想吃什麼。

在現實世界中，我指的是擁有「真正食物」的世界中，帶來享樂和愉悅的完美食物並不存在，大自然給予我們最棒的食物，可能就只有色彩鮮豔、香甜的新鮮水果。然而多虧現代製造的食品，我們每天都可以選擇最美麗且令人愉悅的食物。這些食物可能是速食，例如脆皮、鹹鮮、口感耐嚼的炸雞，或是用麵包、生菜、番茄、起司、漢堡肉等明亮多樣的顏色層疊的漢堡，結合甜甜的麵包、漢堡肉、番茄醬、黏黏的起司，形成誘人的滋味。或許美食樂趣的最佳甜蜜點，就是大量生產的甜味或鹹味零食——你可以在超市的中間區域找到的那些包裝精美的食品。這些食品包裝上都有說明標籤，宣稱自己的食品具有積極的健康和營養價值：添加維生素、不含脂肪、不添加糖、有益心臟健康、素食友好等。但這些現代設計的食品，到底會如何影響我們的健康呢？

專業的食品營養師會研究不同類型食物對於健康的影響，他們會建議人們該吃什麼、不該吃什麼。他們的做法通常傾向於將食物分解成不同成分，例如他們可能會分析食物中的膽固醇含量或鹽含量，或是專注於特定類型的維生素、礦物質等。他們分析食物中特定營養成分的含量，然後看看食用大量這類營養成分的人，到底會變得更健康或更容易生病，甚至會不會早逝或者壽命會不會更長、更健康。

我們的飲食建議多半就是基於這類人口研究，然而這些研究卻是出了名的不可靠與不準確。這也就是為何飲食建議會依據最新的（但通常不準確的）研究不斷改變的原因；他們可能會在這個禮拜發表「多吃雞蛋有害健康」的建議，下個禮拜卻又發表「多吃雞蛋對人

體有益」。營養師的建議總是讓我們感到困惑，因為將食物分解成單獨成分時，就模糊了天然食物和加工食品之間的界限，這也就是所謂的「食物還原論」（food reductionism）。它對食品業者有利，因為食品業會關注最新的營養研究，並根據最新建議來添加或減少成分。接著，他們就可以宣傳這些變化（例如低脂、低糖、低熱量）來協助推動商品的銷售。可憐又孤立的新鮮天然食物缺乏這種宣傳優勢，水果不能貼上「低膽固醇」標籤，肉類也不能貼上「不添加糖」的標籤，因為這樣看起來很荒謬。我們瞭解這些天然食物，也知道裡面含有什麼成分。

然而，當人們因為宣傳而吃了更多加工食品後，開始產生肥胖的風險，且更可能罹患與肥胖相關的疾病，例如糖尿病或高血壓等。此外，食用大量加工食品的人，往往還會罹患其他「現代」疾病：包括發炎或自體免疫疾病，例如心臟病、關節炎、氣喘和結腸炎等。甚至一些新疾病也越來越常見，例如痛苦的纖維肌痛（Fibromyalgia）、腸躁症（IBS）或阿茲海默症等，也就是說，現代食物似乎會導致現代疾病。

現在，科學家面臨的棘手問題，是如何證明這些疾病與加工食品有關。食品業的律師會說，我們所知道的大多數食品都經過某種方式的加工。營養師則只關注食物中的特定元素，將新鮮食物和加工食品縮減到最基本的元素，混淆了它們之間的差異。他們會說膽固醇、飽和脂肪、鹽或糖對我們有害，應該減少含有過多膽固醇的食物，然而這種說法忽略了食物本身是天然食物或經過高度加工的食品。營養師並不介意食物是否是設計出來的食品，不介意食物中是否還匯集了許多化學成分，如防腐劑、色素和調味料等。就算這些加工食品是在工

廠大量生產，用顏色鮮豔的包裝，加上健康標籤來表示它對你有好處——這對那些營養師來說都不是重點。這種加工食品被出口到世界各地，在超市貨架上放置數月，等著吸引那些美味密碼已被破解、粗心且脆弱的消費者。但是，真的是這些加工食品導致人們生病嗎？

到底食品加工多少才算太多？

在 2000 年代初期的巴西，一位關注人們的營養與健康狀況的醫生兼科學家卡洛斯・蒙泰羅（Carlos Monteiro），開始強調食品還原論和食品加工造成的混淆。巴西人在傳統上對於自己的健康和體態感到自豪，然而蒙泰羅指出，巴西年輕肥胖者的數量在十年內增加了一倍以上，從 2002 年的 7.5% 增加到 2013 年的 17.5%。

矛盾的是，消費者在這整段期間購買的糖卻減少了。當他更進一步分析巴西人的飲食習慣時，發現儘管人們購買的糖減少了，而且在廚房烹飪和烘焙時使用的糖也相對減少，但全國消費的糖總量卻明顯增加，使用糖的大宗源頭便是加工食品。由於人們烹調和烘焙的次數減少，食用現成的加工食品次數增加，因而對他們的健康產生了不利的影響。

他注意到巴西政府對健康飲食的傳統建議是基於「食物金字塔」，亦即美國農業部（US Department of Agriculture，USDA）在 1992 年建議的食物金字塔。當中描述了最底層，應該多吃的食物包括「複合」（Complex）碳水化合物，例如未精製的（即全麥）麵食、小麥和大米；上一層則是水果和蔬菜（三到五份）；再上一層是肉類、魚類和乳製品（二到三份）；而整個金字塔最頂端，必須節制攝

取、盡量少吃的食物，則是脂肪、油和甜食。但蒙泰羅指出，大部分人所消費的食物並未包含在金字塔中，因為這些食物都是「超加工食品」或高度精製的食品，這讓人們完全忽略了政府的飲食建議。因此他在 2011 年寫道：「拆除金字塔的時候到了。」不久之後，巴西政府採納蒙泰羅的建議，並且真的付諸實行。他們引進一種全新的食物分類概念，向人們強調超加工食品的危害，建議他們自製新鮮食物才能保持健康。藉由這套新系統──NOVA（以「新星」之意命名），可以精確定義人們應該避免哪些類型的食物。因此，為了更瞭解加工食品，我們必須進一步瞭解 NOVA 分類系統。

NOVA 分類

NOVA 將食物分為四類：

第一類 NOVA 食物是未加工，或只經過最低限度加工的食物。未加工食物直接來自大自然：蔬菜、水果、動物的肉和魚類等。最低限度加工的食物則包含經過乾燥、加溫殺菌或冷凍的食物，例如新鮮或冷凍水果和蔬菜、全麥米、粗玉米粉（包括蕎麥）、雞蛋、豆類（扁豆、鷹嘴豆等）、無鹽堅果、牛奶、優格、新鮮或冷凍肉和魚、新鮮或乾切香草和香料、茶和新鮮咖啡等。

第二類 NOVA 食物是在廚房裡，用來協助烹飪和調味第一類新鮮食物的「配料」，包括鹽、糖、麵粉和油。此類食物被歸類為加工烹飪配料。

第三類 NOVA 食物被稱為「加工食物」，也就是將第一類中出現的天然食物，以第二類食物（例如鹽、糖或油）作為材料進行加工

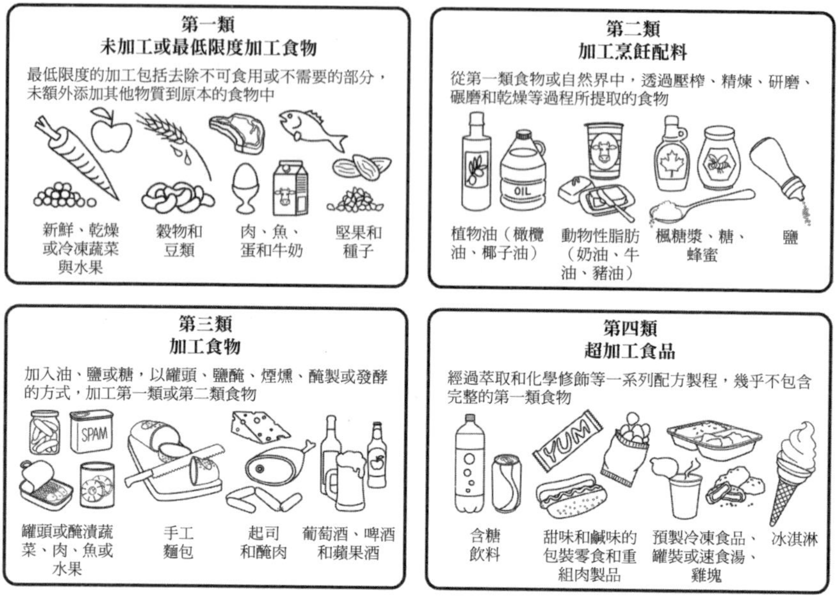

第一類
未加工或最低限度加工食物

最低限度的加工包括去除不可食用或不需要的部分，未額外添加其他物質到原本的食物中

- 新鮮、乾燥或冷凍蔬菜與水果
- 穀物和豆類
- 肉、魚、蛋和牛奶
- 堅果和種子

第二類
加工烹飪配料

從第一類食物或自然界中，透過壓榨、精煉、研磨、碾磨和乾燥等過程所提取的食物

- 植物油（橄欖油、椰子油）
- 動物性脂肪（奶油、牛油、豬油）
- 楓糖漿、糖、蜂蜜
- 鹽

第三類
加工食物

加入油、鹽或糖，以罐頭、鹽醃、煙燻、醃製或發酵的方式，加工第一類或第二類食物

- 罐頭或醃漬蔬菜、肉、魚或水果
- 手工麵包
- 起司和醃肉
- 葡萄酒、啤酒和蘋果酒

第四類
超加工食品

經過萃取和化學修飾等一系列配方製程，幾乎不包含完整的第一類食物

- 含糖飲料
- 甜味和鹹味的包裝零食和重組肉製品
- 預製冷凍食品、罐裝或速食湯、雞塊
- 冰淇淋

圖4：NOVA 食物分類系統

保存。範圍包括經過醃漬、鹽醃、發酵或罐頭食品，以及使用傳統方法製作的麵包，如酸麵團（僅用未精製小麥粉、酵母、水和鹽製成）都屬於這類食物。此類食物的例子還包括起司、火腿、罐頭蔬菜和豆類、罐頭魚（如沙丁魚）、鹹堅果、醃製肉類（鹽醃、乾燻或醃製）以及發酵的酒精飲料（如啤酒和葡萄酒）。

NOVA 分類系統的第四類食物是「超加工食品」（UPF）。這些食品的成分使用了大量第二類食物（加工烹飪配料），例如鹽、糖、油和麵粉。一般廚師會少量使用這些成分，以便讓第一類食物的味道變得更好；但超加工食品與我們一般在廚房中使用的方式有所不同，它們會大量使用這些成分，並且還會結合人工調味劑、乳化劑和色素

> **新的巴西膳食指南**
>
> 2014 年，巴西政府向人民發表了全新且獨樹一幟的營養建議。當其他國家還在堅持他們的食物金字塔，讓人民繼續忽視國家所提出的建議時，巴西政府發表了 NOVA 食物分類系統。他們的膳食指南建議人民：
>
> - 避免食用超加工食品（NOVA 分類第四類食物）
> - 避免在兩餐之間吃零食
> - 挪出時間吃有益健康的食物
> - 規律飲食，如果可能的話，與他人一起用餐
> - 不會做飯的人請開始學習如何做飯
> - 小心面對各種形式的食品廣告

等非工業廚房不常使用的成分，使第四類食物變得非常可口。這種現代超加工食品的行銷非常強勢，且因為原料便宜而利潤豐厚，加上超加工食品相當便利，可隨時隨地食用，也經常被一般家庭用來取代新鮮烹製的餐點。

蒙泰羅指出，「第四類食物的成分配方，大部分都是專供工業生產使用，通常透過一系列工業技術和製程生產。」因此它們通常都是高熱量且營養不均衡的超加工食品。

這些超加工食品的例子包括早餐麥片和穀片棒、袋裝麵包、雞塊、魚條、漢堡、熱狗、冷凍披薩和義大利麵、酥皮點心、蛋糕、人

造奶油和各種抹醬、泡麵、速食湯粉、加糖優格、加糖果汁、碳酸飲料（如可口可樂）、冰淇淋、餅乾和糖果等。

正如我們所預期的，食品業者對於 NOVA 食物分類系統做出了強烈的回應，因為他們熱衷於讓所有食物都經過某種方式的加工。雖然後來出現一系列科學文章（未經正統學術論文的同儕審查過程）批評新的膳食指南，但事實證明這些文章是由食品業者雇用的科學家所撰寫，存在著極大的偏差。

NOVA 食物分類系統現已獲得全球認可，我相信它最終將會取代舊的食物金字塔，或取代美國和英國營養師不久前才推出的 MyPlate／Eatwell 等膳食指南。儘管美國和英國目前的膳食指南看起來似乎很合理，但他們忽略了一個重要事實：他們推薦的大多數食物並未被人們食用，民眾大量食用的反而是更美味、更便宜和更方便的超加工食品。

自巴西政府發布 NOVA 指南以來，幾個鄰近南美國家都開始關切超加工食品危害其人民、導致肥胖和糖尿病罹患率上升的問題。現在，祕魯、厄瓜多和烏拉圭等國都已要求人民避免食用超加工食品，希望扭轉日益嚴重的健康危機。

將食物分為超加工食品或非超加工食物的好處，就是這些食物帶來的影響終於可以被適當地測量。來自巴西、美國、西班牙和法國的大型研究終於證明我們對於超加工食品導致肥胖症的懷疑。正如我們所料，進一步的研究顯示現代食品與一系列現代疾病，從心臟病到憂鬱症、再到腸胃不適等都有關聯。法國最近一項研究分析了十萬人的飲食習慣，發現超加工食品與癌症之間有著令人不安的相關性。而 2019 年英國的一項研究調查了超過一萬九千名參與者的飲食習慣，發

現每天食用一份加工食品的人,每年的死亡風險會提高18%。

既然超加工食品已經可以區分,我們便可以期待看到研究,指出它們與肥胖和健康問題的關聯。大多數人每天會有一半以上的熱量來自此類食物,所以我們應該更熟悉它們的成分。在下一章中,我們將確實瞭解這些成分,以及每種成分如何影響我們的身體和健康。

第三章

超級食物

超加工食品裡面含有什麼東西,它們到底如何影響人們的健康?

我們在第二章瞭解到,超加工食品是為了觸發人們的快樂感受而專門設計的。它們看起來色彩繽紛,口味和口感亦令人感到愉悅。正因如此,這些食品往往會讓我們買下、吃下超過原先預期的量。然而,這些食品的成分為何容易讓我們生病呢?只要掌握這些知識,我們就會有更好的資訊和準備,來讓自己轉向更健康的飲食。

讓我們先把超加工食品的組成分為幾個常見部分來看:

能量的部分

是這類食物的主要部分。基本添加物通常包括精製麵粉(玉米、小麥和澱粉)、糖[1]和植物油(通常是玉米、棕櫚、棉籽、紅花、油菜籽和向日葵)等。原先這些植物是在廚房中作為烹飪原料(NOVA分類系統中的第二類),讓天然食物更容易烹飪並改善風味用的。然

---

[1] 原注:在食品標籤上,含糖的成分也可能被寫成:甘酒、蘋果糖、香蕉糖、大麥麥芽、甜菜糖、黑糖蜜、奶油糖漿、甘蔗汁晶體、焦糖、甜味劑、角豆糖、玉米糖漿、棗糖、澱粉酶、澱粉麥芽、乙基麥芽醇、果糖、果汁(及濃縮果汁)、半乳糖、固體葡萄糖、葡萄糖、高果糖玉米糖漿、蜂蜜、轉化糖、乳糖、刺槐豆膠、麥芽糊精、麥芽糖、甘露糖、黑糖蜜、墨西哥粗糖、精煉糖漿、米糖漿、山梨醇、蔗糖、糖蜜、黑糖和玉米糖膠等。

而在超加工食品中,它們搖身變成食品的主要成分。這些成分富含熱量,而熱量密度在人類的享樂食物密碼中佔據非常重要的地位,所以我們當然更喜歡這類食物。食物中所含的熱量,對我們選擇某種食物而不選另一種食物來說相當重要,但就超加工食品而言,危險來自與這些熱量一起包裝進去的其他成分。我們將在第四章中說明,糖、精製碳水化合物和植物油,都會干擾胰島素的訊號傳遞,並破壞身體控制體重的正常能力。

乳化劑

油和水在自然狀態下不會混合,因此含有脂溶性和水溶性成分的食物,需要靠某種物質讓它們融合在一起,這就是乳化劑介入之處。在乳化劑的化學構造上,具有可以與水(以及任何主成分為水的東西)相吸的親水端,以及可以與油相吸的親油端。當我們在含有油和水的食物與醬汁中添加乳化劑並進行攪拌,便會將食物中的油分解成小球狀,讓油和水黏合在一起不會分離。一般廚師會使用蛋黃、芥末和蜂蜜等天然乳化劑來黏合荷蘭酸醬(hollandaise)、第戎芥末醬(dijonnaise)和油醋醬(salad vinaigrette)等美味醬汁。

需要用到乳化劑的常見超加工食品,包括任何可以在超市烘焙區見到的食品、起司、冰淇淋、杏仁豆奶、奶油、調味品及醬汁等。超加工食品使用乳化劑的問題在於它們並非天然食物,這些被添加進去的乳化劑是人工合成的化學物質。其中值得注意的物質主要有聚山梨醇酯 80(polysorbate 80,E433,一般稱 Tween 80)和羧甲基纖維素(carboxymethyl cellulose,E466)。它們與代謝症候群(例如肥胖症和

糖尿病）有關，還會破壞腸道內壁（正如它們所擅長的一樣：破壞它們添加在內的食物），進而導致發炎、結腸炎和免疫問題等。

防腐劑

如前一章所述，防腐劑在減緩細菌或真菌繁殖，以及延長超加工食品的保存期限等方面非常重要。常用的防腐劑包括丙酸鈣、硝酸鈉和亞硫酸鹽（與腸道不適、皮疹、過動症〔hyperactivity〕、自閉症、結腸癌和氣喘有關）。其他抗氧化劑類防腐劑如丁基羥基茴香醚和二丁基羥基甲苯（具潛在的癌症風險）則用於阻止食物因氧化而酸敗。

抗結塊劑

你是否曾去過熱帶潮濕國家的餐館，並注意到鹽瓶中放入的米粒？米是天然抗結塊劑的良好範例，作用是阻止鹽從大氣中吸收水分而結塊。米粒可以防止鹽結塊的原理是米粒比鹽更會吸收水分，因而能讓鹽保持乾燥、呈粉末狀。

在加工食品中，會使用抗結塊劑來防止麵粉和各種粉末結塊。常用的抗結塊劑包括亞鐵氰化鈉、二氧化矽、碳酸氫鈉、矽酸鈣和磷酸三鈣等。

調味劑

加工食品並非彩色的（添加顏色之前是灰色的），本身也沒有味

> **為何我們現在會吃「樹」？**
>
> **木漿**：也稱為纖維素（E460）[2]，是加工食品最常見的成分。它是由植物中的長碳鏈（C-C-C）組成，會直接通過人體，因為我們無法消化它！
>
> **纖維素**：纖維素是用化學物質在高壓和高溫下處理鋸屑時提取出來的部分，作為食品添加劑的優點在於它可以充當乳化劑、抗結塊劑、增量劑或填充劑，還可以讓食物看起來更大、更美味。
>
> **鋸屑**：是非常便宜的纖維素來源，經常用在加工食品中。你可以在白麵包、人造乳酪、素肉、冰淇淋、餅乾、披薩餅皮、煎餅粉、蛋糕、「健康」零食棒、雞塊，以及許多「減肥」食品、果凍、餡餅料和醬汁找到它。
>
> 基本上，就像紙張和紙板的製造原料來自樹木一樣，大多數加工食品也都含有**以纖維素形式存在的樹木原料**。

道，然而多虧香料工業的發展，我們現在可以人造合成可以模仿天然食物味道的香料。這些人造香料並非源自任何天然或可食用的物質，相反地，它們都是合成產生的化合物，每種味道都來自實驗室的精心開發。調味劑業者在全球創造、生產和銷售這些調味劑，隨著超加

2　食品標籤上的纖維素成分，可能會標示為纖維素膠、纖維素粉、微晶纖維素、羧甲基纖維素或 MCC 等。

工食品消費量的增加，這項產業也變得越來越重要。這些調味劑不僅可以模仿真實食物的味道，食品科學家還會進一步創造出令人愉悅但並不存在於自然界的全新風味組合（例如綜合水果風味）。一旦他們開發出新口味並獲得專利，這類廣受歡迎的香料便可以成為食品香料公司的珍貴資產。在 2021 年，食品香料產業價值估計約為 127 億美元。

2018 年時，美國食品藥物管理局將六種化學調味劑下市；儘管這些調味劑表面上已經過嚴格的安全測試，但由於在動物實驗中存在癌症風險，因此被下架。這些調味劑包括二苯甲酮、丙烯酸乙酯、丁香油酚甲醚、月桂烯、胡薄荷酮和吡啶，它們原先被食品業者用於蛋糕、糖果和口香糖中，模仿柑橘、薄荷、辣薄荷和肉桂等天然風味。FDA 也禁止在電子菸中使用這些調味料。

從人類的角度來看，食品調味劑的問題在於有時它們會過於「真實」，以至於騙過我們的心理和身體。舉例來說，當你體內的維生素或礦物質含量較低時，你可能會開始渴望食用含有這些營養的食物。如果你缺乏的是維生素 C，你可能會渴望食用柑橘味的食物（這是我們所知大自然中富含維生素 C 的食物味道）。依據相同邏輯，你可能會找到一種具有柑橘味道的加工食品，因其味道而大量食用；但這種食物無論你攝取多少，都無法提供你身體缺乏的維生素。事實上，正如我們所知，加工食品或飲料可能缺乏所有類型的營養素，還充滿不健康的卡路里（亦即糖、小麥和非天然油類）。

美國食品藥物管理局一共批准了一千三百種食品調味劑上市，但我們很難確定某項加工食品中到底含有哪些個別的調味劑，因為業者通常都會對食品風味的配方保密（想想可口可樂的配方被複製會帶

來多少損失），所以一般食品業者往往只需在成分標籤寫上「添加香料」即可。

很少有研究會專門分析食用調味劑對人體健康的長期影響，但我們確實知道調味劑可能導致以下病症：過敏、頭痛、噁心、頭暈、疲勞和DNA損傷等。

蛋白粉

肉類和蔬菜中的天然蛋白質，可與氯化氫（其水溶液即鹽酸，是胃酸的主要成分）混合，或者添加一種稱為胰蛋白酶（從動物胰腺中取得，素食版則從木瓜或無花果取得）的消化酶，來轉化為蛋白粉。這些「水解蛋白粉」的蛋白質，可能來自牛乳蛋白（乳清）、動物骨頭、軟骨和皮膚（明膠）、牛皮（牛膠原蛋白）或蔬菜（豌豆、米或大麻類植物）。它們與健美運動員或其他運動員為了增強肌肉而補充的蛋白粉相同，也被用於食品調味劑和寵物食品中。最近流行的人造「素肉」中，便有很大的成分比例由這些人工生產的蛋白質所組成。不過它們也可能會導致焦慮、氣喘、注意力不足、腹脹、腹瀉、精神錯亂、頭暈、嗜睡、失眠和心臟問題。

著色劑（食用色素）

食品科學家告訴我們，人類喜歡顏色鮮豔的食物，並且喜歡餐盤上有多種顏色。我們知道植物產生的大多數天然食用色素（由植化素產生）具有抗發炎和抗氧化的額外健康益處，因此我們的潛意識會認

為顏色鮮豔的水果和蔬菜一定很健康。如果某種食物看起來很漂亮，我們便認為它對我們的健康也會有益處。

顏色與味道的搭配

高度加工食品本身的顏色，可能是從渾濁的米色到淺灰色之間的任何顏色；在加入調味劑之前有著平淡而且很化學的味道，整體賣相非常令人倒胃口。因此，在將調味劑添入加工食品後，通常還會配合與調味相應的著色劑。該顏色可能與該風味試圖模仿的天然食物色彩相似。例如，調味為檸檬或香蕉口味的食物通常會染黃，櫻桃口味的食物或飲料則會加入紅色色素，而薄荷味的食物會配上綠色。

改變食物顏色的色素可以分成兩種類型：從植物萃取的天然食用色素，或通常從煤焦油中提煉的人工合成色素。

天然食用色素

天然食用色素的使用已有幾百年的歷史，最常被使用的有：

葉綠素

這是地球上分布最廣的天然色素，它讓雨林和草原、湖泊和海洋中的藻類以及浮游生物呈現綠色。天然綠色色素可被用在薄荷味和檸檬味的食品（例如冰淇淋）上，呈現與天然食物相同的顏色。綠色的葉綠素染料會以油的形式使用，通常是從菠菜、荷蘭芹和蕁麻類植物取得。

類胡蘿蔔素

這些色素可以為食物賦予暖色系的橘色、黃色或紅色。類胡蘿蔔素是從胡蘿蔔、紅薯、紅辣椒、番茄、藏紅花和南瓜中提取,可用來為飲料及人造乳製品(如奶油和加工乳酪等)著色。

薑黃素(薑黃)

這種色素為食品染上深黃色／橘色,可用在加工食品的湯類、漬物和糖果中。

甜菜素(甜菜苷)

這種色素呈深紫色,自然存在於甜菜根中,也可以從甜菜根中提取。不過它並不穩定,暴露在光線下會失去顏色,因此只會少量使用在冰淇淋和優格中。

花青素

這種紅色、藍色或紫色的天然色素,存在於黑醋栗、櫻桃、草莓和紫甘藍中。其顏色會根據周圍環境的酸度改變,在酸度增加時會從藍色變為紅色,適用於軟性飲料、果醬和糖果的著色。

人工食用色素

隨著過去幾十年來對於食用色素的需求不斷成長,天然食用色素的價格也隨之高漲。除了成本上升之外,天然食用色素對食品製造商來說還有另一個缺點,即不夠穩定,一段時間後就會逐漸褪色。正因

如此,讓人工食用色素更常出現在食品中。這些人造色素的顏色更明亮、更耐熱且不易褪色。更重要的是,比起天然色素便宜得多。

大多數人工食用色素提煉自煤焦油,因此嚴格來說並不算食品。然而食品公司想辦法通過各種實驗認證,向許多國家的食品安全機構保證微量使用並不會產生危險。不過這件事並非普遍共識,因此某些人工食用色素在某些國家中被禁止,在另一些國家卻可以使用,也有些政府會要求食品公司「自願停用」特定的食用色素。

人工食用色素與許多現代疾病密切相關,包括發炎和自體免疫疾病(氣喘、關節炎、纖維肌痛、結腸炎)、癌症風險、過動症、注意力缺失(attention deficit disorders,ADD)和過敏等。

從人工食用色素目前仍然合法的情況來看,足以證明食品工業對政府如何設定安全標準這方面有著強大的影響力。人類會依目視所見來選擇食物——如果沒有鮮豔的食用色素,整個加工食品產業體系就會崩潰,因為加工食品會變得平淡無奇、變得難吃,也就沒有賣相,讓背後投入的大量資金陷入風險。

現在,我們瞭解了組成超加工食品的各種成分,接著讓我們來看一種在直覺上可能不會被視為超加工食物的產品,它們通常會以健康和生態永續的形象銷售⋯⋯

素肉的興起

在那些生活在富裕西方國家的年輕人之間,純素食主義(即避免食用任何動物性食品)已逐漸成為一種流行趨勢。素食運動的發展,有部分是因為人們擔心農場裡的動物未受到人道對待,被過早或過於

殘忍地殺害，還有部分則是因為人們逐漸意識到動物排放物對於全球暖化的影響。[3]

素食主義者認為食用動物產品不僅是殘忍的行為，畜牧業還會破壞環境，危及人類的生存。社群媒體的「群體極化」（polarizing effect，輿論同溫層造成的群體偏見），更進一步放大並加劇了這種擔憂。

雖然最近素食主義相當流行，但人類在本能上喜歡肉類的味道和質感，這是無法避免的；它屬於我們豐富基因裡的一部分，就如同某種生存機制。即使是最忠實的素食主義者、動物權倡導者或環保主義者，都無法避免或否認這些人類在遺傳上的食物偏好；因為這並不是靠我們自己的選擇就能決定的事。食品業者看到了這項全球性的純素食趨勢，也瞭解人們對於肉類的本能熱愛（畢竟他們多年前就已破解了人類的味覺密碼）。因此，他們發現一個利潤豐厚的全新市場，一個難以置信的好機會——這便是素肉（Vegan meats，或稱植物肉）的崛起。

現代食品科學家已能成功且準確地模仿肉的顏色、質地和味道。這些來自「不可能食品」（Impossible Foods）和「超越肉類」（Beyond Meat）等公司的新發明——經過超加工的「素肉」——最近變得越來越流行；這不僅是因為環境和虐待動物等問題，也因為人們（不正確地）認為動物肉對健康有不良影響。素肉的行銷巧妙地將它塑造為健康（因為它們不是肉類）、環保（可拯救地球）和人道（不再需要殺

3　原注：一般人經常忽略牛的碳排放來自於牠所吃的草或乾草中的碳。牛隻等於是由草的碳所長成的；因此，牛的碳排放源自於牠所吃的草，而且還會返回到新長出的草上，亦即第五章將解釋的「碳循環」的一部分。動物的碳排放與燃燒石油或煤炭產生的排放並不相同，是屬於「碳中和」（carbon-neutral）的排放形式。

害農場裡的動物）的食品；這種讓人們感到健康、環保、美味的食物在各地越來越受歡迎。聯合利華公司（Unilever）原先將植物性肉類的全球銷售目標設定在2025年10億美元；然而2022年，植物性肉品市場整體價值已達到79億美元，預估未來五年內將會成長到超過150億美元。

　　撇開食用植物性肉類在動保和環保的觀點不談，素肉真的對我們的健康有所幫助嗎？作為本書研究的一部分，我在一位素食朋友的鼓勵下，決定親自嘗試這種新穎的素肉。我們在一家速食店點了一份純素漢堡，外送員十五分鐘內便將它送到我們手上。這個素肉漢堡看起來和真正的肉漢堡一模一樣，同樣有著必備的生菜和番茄醬層次；素肉吃起來真的像肉，而且具有與真實肉類相同的厚實度和嚼勁。吞嚥時的感覺很好，一樣有期待中的飽足感。然而，正當我思考這種神奇食物的進展時，我的身體開始消化和吸收這個純素漢堡，讓我開始了有了些不一樣的感覺。相信各位應該都經歷過吃完速食後，那種很輕微的反胃、腹脹和吃到不健康東西的噁心感。不過這次的感覺似乎更糟——就像是我正在消化一些經過高度加工和大量人造的東西。此外，當完食後殘留的味道開始在我的嘴裡分解時，我經歷了一種不愉快的餐後「餘味」，這些人造成分逐漸分解，被身體所吸收，成為我的一部分，讓體內的代謝和發炎反應產生一種難以言喻的混亂狀態。就我從素肉的品嚐經驗中得到的感覺是：也許這種神奇食物並不像廣告所說的那麼健康或對人體有益。

素肉裡到底有什麼？

　　素肉由不同類型的麵粉（馬鈴薯澱粉、大豆、小麥、豌豆）、水解蛋白質、植物油（通常是菜籽油和椰子油）、纖維素（木漿）、色素和調味料所製成。超加工的過程去除了食物中的大部分天然維生素，因此要人工添加這些維生素，同時也要加入鐵質。肉的味道來自血基質（heam，血紅素前體）分子，它存在於動物血液的血紅蛋白中，賦予肉類的風味；類似的鐵質化合物也存在於蔬菜中，可藉由化學方法從蔬菜中取得，但更常取自經過基因工程改良的真菌。植物肉本身的顏色是灰色的，因此還會用胭脂樹紅（annatto，E160b）色素來使其呈現橘紅色，加入甜菜根汁還可以在切開素肉時營造流出血水的錯覺。

　　這種植物性肉類源自高度精煉的蔬菜、種子油和木材，無法提供食用蔬菜的健康效果。原先在蔬菜中具有抗發炎和抗氧化作用的健康植化素，在加工過程早期就已經消失。縱使源自純素成分，植物性的肉類替代品仍屬於超加工食品。就像經過高度加工的奧利奧（Oreo）餅乾也適合素食者食用一樣，素肉在健康程度上不應與其他加工食品有所區別，它就跟其他超加工食品一樣——無論是加了調味劑和著色劑的冰淇淋、餅乾、麵包，甚至是我們在未來廚房所製作的令人上癮的洋芋片狀零食——會對健康帶來破壞性的影響。

西方疾病的崛起

　　不久前，我搭乘跨大西洋航班飛往加勒比海。當飛機滑行起飛

時,空服人員透過對講機警告大家,飛機上有一位兒童患有嚴重的、可經由空氣引起的花生過敏症。即使走道對面的人打開一包花生,也可能引發這位可憐患者的過敏反應。這種食物過敏,尤其是發生在兒童身上的過敏症,是否正變得越來越普遍、越來越嚴重?

當我們深入研究超加工食品時,會發現其中含有許多非食物來源的食品添加劑。這些添加劑分別與過去三、四十年來在已開發國家中越來越普遍的多種疾病有關,包括注意力缺失、過動、自閉症和阿茲海默症等神經系統疾病。它們還會增加癌症風險(在動物試驗中),並導致發炎和自體免疫疾病,包括氣喘和疼痛性關節炎。此外,嚴重且可能危及生命的各種過敏症也在持續增加,尤其是幼兒過敏。

縱使各種食品添加劑與這些病症之間的關聯眾所周知,但政府食安機構卻沒有禁止食品中添加這些物質。理由是,雖然已知單一添加劑與這些疾病有所關聯,但在低劑量的情況下食用是可以接受的。然而,我們在各種超加工食品中,同時吃下多種不同類型的添加劑,我們並不清楚這些添加劑被混合食用可能造成的影響,因為目前缺乏這類測試。我個人認為這些加工食品添加劑,就是目前影響我們的許多現代疾病的根本原因。

索馬利蘭

許多讀者可能還記得 1980 年代中期,衣索比亞發生了嚴重饑荒,激發了鮑勃・格爾多夫(Bob Geldof)在倫敦和美國組織「拯救饑荒」(Live Aid)慈善音樂會,集合多位歌手發行公益歌曲〈他們知道這是聖誕節嗎?〉('Do They Know It's Christmas?')。該慈善活動募集了

迫切需要的救助資金，為那些陷入饑荒的人們提供食物和醫療援助，拯救了無數生命。然而，該慈善活動未能阻止「非洲之角」（Horn of Africa，亦稱索馬利半島）後來發生的多場飢荒，蘇丹和索馬利亞的人民也因長期持續的內戰而深陷苦難。

目前在這地區出現了一個平靜的綠洲之地，這是一個稱為索馬利蘭的國家。這個國家尚未得到國際承認，因為它是自行宣布從索馬利亞（該國因部落衝突而四分五裂）獨立出來的國家。索馬利蘭擁有自己的軍隊來保護邊境，並擁有一個穩定且幫助人民的政府。雖然該地區幾十年來並未發生過嚴重飢荒，但人們依然貧窮，買不起進口加工食品。他們必須繼續種植和食用自己的天然食物，所以他們非常健康。即使是老年人，也擁有沒有蛀牙的原始牙齒（完全不需要牙膏）；心臟病、氣喘和阿茲海默症在此地幾乎聞所未聞；他們也很少罹患糖尿病、高血壓、纖維肌痛或發炎性腸道疾病（IBD）；他們的孩子不會罹患注意力缺失或過動症，當然也沒有過敏這類流行病。

索馬利蘭人民對這些疾病有一定程度的天然屏障，因為他們並未（尚未）接觸到加工食品中的人工添加劑，而且他們所吃的天然食物中含有可以抵抗發炎的植化素。在這些非常健康的人口中，長輩不但能在早期飢荒中倖存下來，也仍對現代疾病具有抵抗力。飢荒在索馬利蘭逐漸變成遙遠的記憶，同時間，世界上大部分地區卻陷入肥胖和其他西方疾病的浪潮中，受到這些問題帶來的死亡和痛苦所折磨。

第四章
造成肥胖的不是食物中的熱量，而是熱量食物
解釋食物中的增加體重訊號

靈長類動物園

在我進醫學院前的那個夏天，我跟朋友一起搭火車環遊歐洲。這個假期最令我印象深刻的一幕，至今仍深深銘刻在我的腦海中。那是我們去參觀巴塞隆納動物園看到的事。時值盛夏，天氣十分悶熱。由於我一直對猴子很著迷，所以我們先往猴子的圍欄走去。那個園區住著有白色臉部和黑色身體的猴子，當我們靠近時，我注意到其中一隻猴子就站在柵欄邊，準備迎接我們。牠盯著我伸出一隻手，看起來就像一個關在監獄裡的老乞丐向我乞討些什麼；而在牠另一隻手的拇指和食指間，夾著一根剛點燃的香菸。這隻猴子用最懇求、最令人心碎的悲傷眼神深深地看著我，然後靜靜地吸了一口菸，噘著嘴吐出菸霧。像是為了作為某種派對伎倆般，這隻動物被殘酷地教會了抽菸。牠現在已對尼古丁上癮，被終身監禁在遠離自然家園的地方。那種悲傷的、屬於靈長類動物對靈長類動物的凝視，深深刻在我的眼底，讓我無法忘懷。

人類與我們的靈長類近親黑猩猩，有 98% 的 DNA 是相同的。我們在許多方面都很相似，同樣擁有行為上的核心動力與願望，也都

喜歡玩耍和交朋友。我們都能記憶、學習與模仿，也都有是非感，偶爾當然也會與其他部族發動戰爭。雖然黑猩猩並沒有烹飪食物的能力（因為牠們未能掌握火的應用），但與一般生食相比，黑猩猩確實更喜歡煮熟和加工過的食物。人類跟猴子一樣都會思考，因為我們都擁有靈長類的大腦；而且我們甚至能夠在沒有建立政府的狀態下，透過我們創造的宗教和法律自我馴服，建立一個龐大而成功的社會。

讓我們想像一下，當你去動物園參觀黑猩猩區時，你注意到這家動物園以不同的方式餵食這些猿猴。管理員不必在固定的餵食時間到圍欄裡餵食香蕉、柳橙、芒果和堅果等食物，而是讓猿猴隨時都能獲得食物；牠們想取得食物時，只要按下綠色或紅色按鈕，所選的食物便會自動出現在食物窗口。如此一來，管理員就有更多的時間處理其他任務。因為動物園希望動物都能過得快樂，所以他們為黑猩猩提供更多的食物選擇。當黑猩猩按下綠色按鈕時，各種新鮮水果和堅果就會出現在食物窗口；而當牠們按下紅色按鈕時，則會獲得各種人造加工食品，以蛋糕、巧克力棒、脆餅、洋芋片、餅乾和含糖飲料等形式出現。

於是你將看到圍欄裡充滿了各種廢棄的食品包裝紙，因為給牠們新鮮水果的綠色按鈕通常會被忽略。猿猴們看起來真的很高興，牠們會坐在樹枝上吃最喜歡的巧克力棒，開心地尖叫，梳理毛髮、打鬧和玩耍。不過，這個圍欄看起來已有點不一樣了，大多數猿猴都相當肥胖，有些身上帶有過多脂肪，而無法輕鬆走動或攀爬。

當你參觀這個動物園時，你會怎麼想呢？是恭喜他們為黑猩猩提供了美味的食物，或是舉發他們虐待動物呢？

現在，請將你的思緒轉移到你所在地的超市。這次請各位想像

How to Eat（and Still Lose Weight）
A Science-Backed Guide to Nutrition and Health

一下，在那個提供食品的大圍欄內，黑猩猩的聰明人類表親「智人」（也就是我們），推著一整個推車的食物四處走動——我們的黑猩猩大腦多半會選擇包裝鮮豔的甜味加工食品。我們這些被圈養的智人當中，有許多人很容易得到各種現代疾病，而且大多數人都有體重過重的情形。

也就是說，我們創建了自己的殘酷動物園，提供自己許多容易上癮卻完全合法的人造加工食品。儘管聰明，我們卻對這種食品為何使自己生病感到困惑不解。雖然在上一章中，我們已經瞭解現代的超加工食品如何導致身體發炎、神經系統疾病和過敏等問題，但這些食物為何那麼容易讓我們的體重增加？真的只因為它們所含有的熱量嗎？

發出增重訊號的食物

傳統理論會說，現代加工食品與肥胖之間的關聯是因為這些食物富含熱量、味道鮮美，讓我們忍不住多吃，以致攝入的熱量多於燃燒的熱量，這些多餘的熱量便儲存為脂肪。但正如我們在第一章所瞭解的，體重增加和肥胖並不受意識控制；如果體重錨穩定，身體會透過提高新陳代謝來消耗更多熱量，並降低食慾以減少攝取量，自動調節這種偶爾暴飲暴食的情況。大腦控制體重的方式與人體的補水機制原理類似：如果喝了太多水，身體便會排出更多尿液來協調，而不會轉而開始儲存水分。

那為何當我們攝入加工食品時，身體無法幫我們調節體重？為什麼加工食品似乎會提高我們的體重設定點，將我們的體重錨向上移動呢？讓我們來看看三種常見的飲食添加劑，它們會擾亂大腦的體重控

制中心,甚至為大腦帶來「增加體重」的訊號,它們分別是:

- 糖
- 果糖
- 植物油

現代食品含有大量的糖、果糖和植物油。個別看的話,這三種因子都會干擾人體的新陳代謝,向身體發出增重訊號。而當它們被混合加入超加工飲食內時,就會讓身體難以承受,失去自然的體重控制能力,導致我的許多患者所描述的那種減重時經歷的「絕望感」。

糖

如同我們在第一章中所說,我們的體重是由源自脂肪細胞的瘦素所控制。當我們變胖時,大腦收到的瘦素訊號就會增加,大腦便會透過「降低食慾」和「提高新陳代謝」來補償,輕鬆贏得這場體重拉鋸戰。因此,當這種瘦素回饋機制發揮作用時,我們的體重和脂肪儲存量的增加,大腦都可以輕易辨識訊號,並透過前述的食慾降低和新陳代謝增加,減掉增加的體重。

所以讓我們來複習一遍,這是瞭解體重的重要觀點:當人體增加了脂肪儲存(變胖),就會產生更多瘦素。大腦感知瘦素增加,瞭解體內的脂肪已多過所需,大腦便降低我們的食慾,提高我們的新陳代謝,因而控制體重(可回頭參考第一章第 38 頁,圖 1:瘦素確保正常的體重控制)。

然而，糖和含有精製碳水化合物（與糖具有相同作用）的食物，如小麥（麵包、蛋糕、餅乾和麵食），會導致胰島素分泌，阻斷瘦素回饋體重訊號的機制。這類食物當你吃得越多，或是吃的次數越多（由於現代零食文化的影響[1]），胰島素的反應就會越強。胰島素是一種會妨礙瘦素訊號傳遞的激素（可回頭參考第一章第 39 頁，圖 2：糖導致體重增加無法控制），會讓大腦無法感知體內脂肪的儲存量。因此，當你吃下這些美味且令人上癮的超加工食品，攝取過多熱量後，大腦並不會調節你所增加的體重。

縱觀歷史，人類過去從未遇過含有這麼大量糖分的食物，也從未如此頻繁地吃這類食物，因此過去我們的瘦素訊號一直都能正常發揮作用，保持體重穩定。即使是在歷史上食物過剩時期，人們也不會患上肥胖症，因為他們的瘦素系統都能正常控制體重，就像野生動物有充足的天然食物時也不會突然變得肥胖一樣。然而，這項規則有個例外。在某些會冬眠或遷徙的物種身上，牠們的身體會回應來自大自然的訊號，迅速增加自己的體重。不幸的是，這種訊號同樣也適用於人類，而且隱藏在加工食品中。且讓我解釋一下第二種人體的增重訊號。

1　原注：1960 年代之前，在兩餐之間吃零食的情況相當少見。到了 1960 至 70 年代，美國飲食指南改變了大家的飲食模式後，吃零食的情況變得越來越普遍。因為飲食指南指出飽和脂肪是危險的，所以人們開始攝入更多碳水化合物。然而，攝取更多碳水化合物後，等於在兩餐之間經歷了更多血糖波動；此時食品工業推出的零食，剛好可以協助維持兩餐之間的血糖值高峰。最近的一項飲食習慣研究證實，有 97% 的人常在兩餐之間吃零食。

果糖開關

　　果糖是一項最近才發現的人類「增重誘發因素」。同樣的誘發因素也可以讓許多動物（和鳥類）在冬眠或長途旅行之前快速增加體重。不幸的是，我們發現食用過多含有高甜度水果果糖的加工食品，也會啟動人體裡相同的增重開關。

　　會結果實的植物擁有一種巧妙的繁殖方式，即顏色鮮豔、味道鮮美的果實。這些鮮豔的黃色、紅色、橘色或紫色水果，等於在向動物發出訊號，告訴牠們這是可以輕鬆獲得的高熱量食物。當動物（或人類）吃掉果實，並從植物中獲取寶貴的能量贈禮之後，動物會藉由排泄傳播牠所吃下的種子作為交換。透過這項大自然的「生物學」交換協議，植物便能將其後代繁衍到更遙遠的地方，增加該物種未來生存的機會；動物也可以在這種交換中獲得果實含有的能量。

　　果糖構成水果所含的大部分熱量，更重要的是，它也為攝取它的動物提供了某些指示。因為果糖對動物來說非常甜美，因此打開了大腦中的獎勵迴路，帶來愉悅感，讓動物想要重複吃水果。習慣是經過養成的（本書的第二部將詳細討論獎勵和習慣的形成），之後動物只要看到顏色鮮豔的水果，大腦便會觸發程式化的「自動」行為，讓動物節省思考所需的能量。每當動物吃到鮮豔而香甜的水果時，這些習慣就會變得越來越根深蒂固，這種植物與動物間的關係也會變得更牢固。然而最近的研究發現，果糖會向我們傳達另一種重要的訊息。

　　我們已經知道，成年動物非常擅長在自己一生中維持相對健康的體重。如果牠某一天吃得太多，第二天通常就不會想吃太多東西。倘若動物因環境因素挨餓而體重減輕，或因為過度餵食而體重增加，

這時只要把牠們重新引入正常的飲食環境，通常就會回復到健康的體重。然而，有些動物會在短時間內突然增加大量體重，作為該物種的生存機制。例如在漫長冬眠前的棕熊和松鼠，還有許多準備長途飛行的候鳥等。刺激許多物種體重大幅增加的因素，便是水果中的果糖。秋天時，棕熊每天可以吃掉 30 公斤的水果，將體重增加到 300 公斤，增加近乎一倍。鳴禽（雀形目）在遷徙前，每天會吃下相當於自身重量四倍的水果，讓體重增加 50%，以便為長途飛行做好準備。

冬眠之前，動物變胖形成糖尿病狀態

這些動物在增重方面具有某些明顯的共同特徵。牠們增加的脂肪位於內臟周圍（內臟脂肪），而非皮下脂肪；牠們的血糖值相當高（如同糖尿病一樣），還有高血壓症狀。事實上，這種為了生存而增加體重的情況，類似我們所稱的「代謝症候群」，這種問題通常會發生在肥胖症患者身上。這是否意味著這些準備冬眠和遷徙的動物，跟人類有共同的肥胖轉變呢？亦即，因為來自環境的某種訊號而導致體重遽增？

《大自然就是要你胖！》（*Nature Wants Us to Be Fat*）一書的作者理查德・強生教授（Richard Johnson）堅信這種現象有著強有力的證據：他相信生物的「脂肪開關」就藏在果糖中。他在準備冬眠和遷徙的動物以及人類身上，都發現了「果糖包裹」（fructose package）；當這個包裹在細胞裡打開時，會讓細胞內的能量貨幣（也就是 ATP）耗盡。一旦察覺到這種情況，就會像銀行「擠兌」，人們會想要在能量消失之前努力拿到貨幣而引發大恐慌──類似的情況發生在動物（和

人類）身上，就會導致動物試圖盡量攝入更多熱量。於是貪婪的食慾和尋找食物的行為便會出現，脂肪的儲存量也會增加，血糖值升高，血壓也同時升高。

這就是果糖訊號的威力。對於野生動物來說，這是一種適當的反應，可以增加未來缺乏食物時（冬天）的生存機會。然而對人類來說，我們眼前並沒有迫在眉睫的食物短缺，只會留下肥胖、糖尿病和高血壓。對動物和人類來說，果糖開關會觸發類似的生理變化，但結果是動物生存了下來，人類卻會生病。

果糖直到最近才進入我們的食物供應鏈中，然而其數量之多，已足以觸發這種增加體重的果糖開關。在 1950 至 60 年代，美國一般糖的價格很高，因為甘蔗需要炎熱潮濕的氣候，除了美國最南方的幾州之外，大部分地區都無法種植甘蔗，而必須以高昂的成本進口糖。另一方面，玉米是美國的主食，在大部分地區都能自然豐茂地生長，而且政府為種植玉米的農民提供了大量補貼，所以玉米的價格非常便宜。

玉米粒內的白色澱粉是由葡萄糖分子的長鏈所組成。科學家發明了一種處理方法，利用酸和酵素將這些長鏈分解成更短、更易消化的糖：右旋葡萄糖（dextrose，葡萄糖的一種形式）。雖然它可以添加到食物中，但它不夠甜，因此無法取代普通糖。

1960 年代，美國和日本的科學家合作開發了一種處理技術，把處理過的玉米右旋葡萄糖轉變為果糖，也就是水果中含有的甜味糖分。於是，他們將廉價的主要糧食作物，製成高甜度糖分的替代品，亦即一般所稱的「高果糖玉米糖漿」（HFCS，high-fructose corn syrup）。

1970 年代，這種高果糖玉米糖漿開始被加入加工食品中，讓生產

成本更低，味道也更甜；到了 1980 年代，它已被用來取代可口可樂中的糖。然而到了 2000 年，也就是高果糖玉米糖漿在食品製造使用的高峰期時，醫生們越來越擔心食用過多加工食品對健康造成的後果。同時也有越來越多的科學證據證明，加工食品與肥胖、糖尿病和心臟病的風險增加有關。

我們現在知道了為何果糖是增加體重和提高糖尿病風險的原因；因為果糖在人體內的處理方式，與其他碳水化合物的處理方式有所不同。當碳水化合物進入細胞時，它會被代謝而產生能量，這種能量會被儲存起來或立刻用完。這也是所有食物被消化時都會經歷的正常過程，亦即將食物轉化為能量。

然而果糖與其他食物不同，當果糖被分解時，它會消耗細胞製造能量的能力。細胞使用的正常能量貨幣 ATP（腺嘌呤核苷三磷酸，或稱三磷酸腺苷），會被轉換為無用的貨幣，稱為 AMP（單磷酸腺苷），然後被細胞破壞掉。ATP 被消耗後，會讓細胞進入低能量狀態。於是細胞將這種狀態變化的訊號傳送給大腦的體重控制中心。而大腦對於低能量訊號的反應，便是迅速增加食慾並減少能量的代謝消耗。因此導致更多能量被儲存起來，體重也隨之增加。

果糖增重開關

為了因應食用高果糖玉米糖漿對健康造成的影響，英國於 2007 年時禁止將其作為食品添加劑。然而此時距離高果糖玉米糖漿引進食品系統已過了四十年。

就果糖含量而言，高果糖玉米糖漿與普通的糖並沒有太大差異。

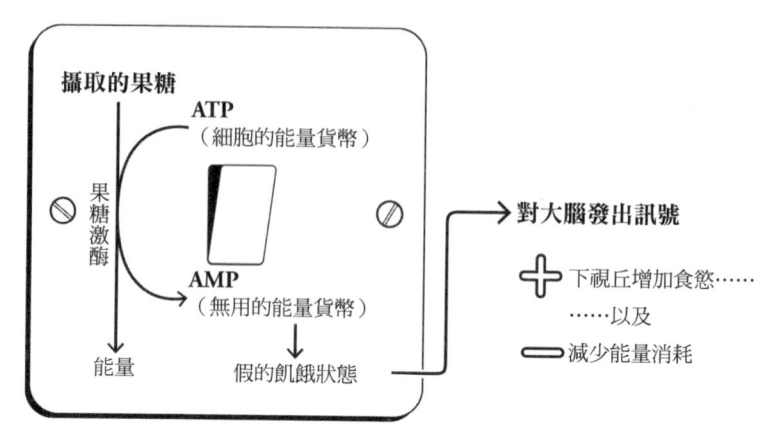

```
攝取的果糖
         ATP
         （細胞的能量貨幣）
果
糖
激
酶                          → 對大腦發出訊號
         AMP
         （無用的能量貨幣）   ╬ 下視丘增加食慾……
                              ……以及
能量     假的飢餓狀態          ⊖ 減少能量消耗
```

圖5：果糖增重開關

HFCS約含有55%的果糖，而一般糖的蔗糖的分子結構則是簡單的葡萄糖—果糖鍵結（雙醣），這表示蔗糖含有50%的果糖。

因此，一般糖相當於提供了雙重代謝攻擊：阻斷瘦素訊號通路（因為增加了胰島素濃度），同時也打開了果糖開關，提供飢餓的錯覺。這就引出一個問題：為什麼英國食品安全監管機構禁止使用高果糖玉米糖漿，卻不對一般糖採取行動？

蘋果是果糖含量最高的水果之一，這是天然蘋果汁味道特別甜的原因，同時也是蘋果濃縮汁仍然在加工食品中作為「天然」食品甜味劑出現的原因。不過新鮮水果中的果糖劑量，並不足以觸發讓體重增加的果糖開關。但如果攝取過量濃縮天然蘋果汁，仍有可能因為這條果糖通道，而造成不健康的體重增加情況。

因此，正如我們所見，食品科學家在無意間透過對一般玉米進行化學處理，將其轉變為高甜度的果糖後，為我們的食品供應注入了一種有害健康、還會增加體重的食品添加劑。而且玉米除了可以轉化為

果糖之外，還可轉化為「植物油」……也就是第三種常見的體重增加誘發因素。

植物油

多年來我們一直被告知，葵花油、芥花油（canola oil）和菜籽油（rapeseed oil）等植物油對人體有好處，而且這些油在包裝上，通常都會標明「有益心臟健康」或「富含 omega-6」等。過去的研究也表示這些油可以保護我們遠離心臟病的危害，不過最近的研究卻證明這一切都不是真的。2016 年，美國國家衛生研究院（National Institute of Health，NIH）的研究人員，重新調查一項名為「明尼蘇達冠狀動脈實驗」（Minnesota Coronary Experiment）的著名研究。該研究是在 1968 年至 1973 年間進行的，研究對象是幾千名生活在心理醫療機構的精神科患者。他們被分成兩組，其中一組繼續正常的美式飲食，包含大量奶油、牛奶、起司和肉類等飽和脂肪；另一組雖然吃類似的食物，但用植物油來代替脂肪，實驗中使用的是玉米油。[2]

這項實驗的目的是為了證明飽和脂肪會增加心臟病風險，這種理論也被稱為「飲食—心臟假說」（diet-heart hypothesis），受試者會定期檢查他們的膽固醇指數和心臟的健康狀況。在 1989 年發表的初步研究結果中顯示，改用植物油的那組人，其膽固醇指數較低，但兩組的心臟病情況沒有明顯差異。研究結論提到這可能是因為實驗時間不足以讓心臟病發生，將來對兩組的進一步分析應該就能顯現差異。所以

2　原注：玉米油具有高含量亞麻油酸，也就是 omega-6 形式的植物油。

他們的結論是，隨著時間拉長，食用植物油組中較低的膽固醇指數，最後一定會轉化為較低的心臟病發作率和更長的壽命。這項結論影響了美國政府對飲食指南的修改，鼓勵人們少吃飽和脂肪（奶油、雞蛋、紅肉），改用植物油烹飪以及多吃穀物。

經歷一段長時間後，植物油將會改善健康的這種預測，來自研究報告者的「假設」。這些研究人員並未公布該實驗的長期結果如何，因為他們的主要目的是證明飽和脂肪會導致心臟病；當數據結果無法證明他們的假設時，原始作者便決定不發表他們的研究結果。事實上，這些結果相當於被隱匿不談，因為研究結果與「飲食—心臟假說」有所矛盾。

四十年後，當美國國家衛生研究院的研究人員查看歷史資料時，他們發現長期實驗結果竟與研究人員的假設完全相反。雖然植物油組的膽固醇指數明顯較低，但並未減少心臟病的發生機率。事實上，比起食用正常美國飲食的人而言，食用「有益心臟健康」（植物油）飲食的人，明顯會更早死亡。當時之所以不發表這些研究結果，是由於醫學研究上的常見偏見：當研究結果無法證明研究人員想證明的內容時，就不該發表研究結果。其後果便是在幾十年的時間裡，人們一直錯誤地認為植物油有益心臟健康，飽和脂肪則不健康。這就是在各地超市內，成排植物油背後的歷史背景——因為我們錯誤地以為這些食用油是「健康」的。而植物油有益於心臟健康以及飽和脂肪會增加心臟病風險的錯誤觀念，更是從小就深植於我們心中。而且在走道兩旁一加侖又一加侖的金色油品，並非超市裡唯一的植物油——它們只是肉眼可見的。其他貨架上的加工食品中，也同樣注入了大量的植物油。它們大量存在，卻隱藏在我們看不出來的美味加工食品中。

植物油就像高果糖玉米糖漿一樣，都是由廉價的主要作物，經過複雜的化學加工所製。事實上，食品科學家非常聰明，他們不但有辦法把玉米變成甜的高果糖玉米糖漿，還能把玉米變成植物油。許多構成植物油的種子，例如棉籽（棉花種子）和油菜籽（芥菜籽），並非天然的人類食品（只能作為飼料或工業用油）。它們通常會被農民丟棄不用，但現在有了精煉製程，代表農民可以把這些垃圾作物出售給油品加工廠。

植物油在我們的食品系統中已經超乎想像地普遍，從廚房裡的食用油，到食物櫃裡的加工食品，再到我們在路上吃的或點餐送到家門口的速食等都使用植物油。它們的製造成本相當低廉，而且直到最近，都還被人們認為有益於心臟健康。但它們對健康的真正影響究竟如何呢？

必需脂肪酸與你的健康有關

大自然為我們提供了兩種形式的必需脂肪酸。我們都聽過「人如其食」（you are what you eat）這句話，這兩種脂肪酸也是如此影響著你我——它們在人類的飲食中相當重要，因為我們無法在自己體內製造，必需靠飲食獲得。所以這些油脂與某些維生素類似，必須透過食物攝入，否則就會讓你產生缺乏特定營養素的症狀。

這兩種類型的脂肪酸為 omega-3 和 omega-6，存在於人體的每一個細胞膜上，影響體內的胰島素訊號和發炎狀況。為了有效合作，omega-3 和 omega-6 必須維持健康的平衡比例。其中一種或另一種過

多,都會影響身體的運作,導致健康狀況不佳。[3]

Omega-3 類型的油存在於植物和海洋藻類的綠葉中,也存在於食用這些油的任何動物或魚類(例如草飼牛肉和野生海魚)的組織中。omega-6 則大量存在於植物的種子和堅果中,以及任何食用這些油的動物(例如以穀物餵養的雞和豬)組織中。在你體內 omega-3 與 omega-6 的比例,會與你所攝取這些油的比例直接相關。

Omega-3 在空氣中容易氧化,導致含有它的食物會在很短的時間內變酸。相較之下,omega-6 在空氣中相對穩定,不太會快速氧化,亦即含有它的食物可以維持更長的可食用時間。請想像一下,把一盤魚(富含 omega-3)和一盤新鮮花生(飽含 omega-6)放在廚房裡幾天;魚很快就會酸臭,花生則因為含有更穩定的 omega-6,可以食用的時間更長。

含有 omega-3 的食品,容易氧化並且很快「變質」,因此食品公司必須從食品中去除這種油,讓食品能有更長的保存期限。因此在所有加工食品中,幾乎都不存在 omega-3,只有新鮮蔬菜、肉類和魚類組織裡才有適當的含量。

植物種子油含有大量 omega-6(玉米油、葵花油、棉籽油和菜籽油中都含有這種脂肪酸)。由於這類 omega-6 油在空氣中更加穩定且不易氧化,因此對於需要較長保存期限的加工食品而言,這類油是最理想的添加物。這就是我們現在吃的食品中大量使用這種油的緣故。

---

[3] 譯注:必需脂肪酸在中文譯名上多有出入,以下均依國民健康署《國人膳食營養素參考攝取量及其説明》論文中,針對必需脂肪酸的説明:omega-6、linoleic acid、LA 稱為「亞麻油酸」;omega-3、α-linolenic acid、ALA、稱為「次亞麻油酸」,特此説明。

抑制發炎
胰島素運作順暢

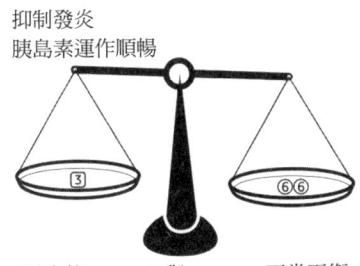

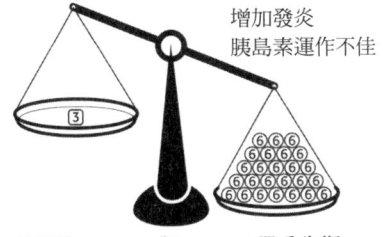

增加發炎
胰島素運作不佳

過去的 omega-3 與 omega-6 正常平衡　　目前的 omega-3 與 omega-6 嚴重失衡

圖 6：過去與現在的 omega 脂肪酸天平

現代食品的加工過程，讓我們飲食中的 omega-3 和 omega-6 天秤明顯偏向 omega-6，這意味著在我們細胞膜上的這些脂肪酸比例也改變了。從過去的情況看，正常的 omega-3 與 omega-6 比例應該在 1：1 到 1：4 之間，只稍微偏向 omega-6 而已。但根據最近對食用現代加工食品的人群研究顯示，這個比例已接近 1：20 到 1：30 了。高含量的亞麻油酸（玉米油中所含的 omega-6），已存在於現代人體的所有組織中。

Omega-3 和 omega-6 對身體有著相反的作用。Omega-3 可以抑制發炎並促進細胞訊號傳遞，幫助胰島素正常發揮作用；omega-6 則會增加體內的發炎並阻礙細胞訊號傳遞，亦即讓胰島素無法有效發揮作用。一旦胰島素無法有效發揮作用，人體就需要更多胰島素來處理我們攝入的糖和碳水化合物。

垃圾食物＝垃圾身體

食用大量植物油和加工食品的人，體內的 omega-6 含量較高，亦

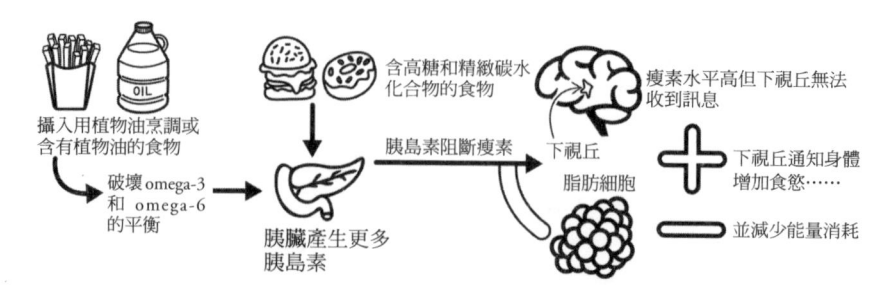

圖7：植物油導致體重不受控制地增加

即對胰島素的需求量更高。而較高的胰島素含量，會直接影響瘦素訊號的傳遞系統。就像攝入高糖／高碳水化合物飲食的情況一樣，原先通知大腦已有足夠脂肪儲存的瘦素訊號無法傳遞，因為訊號被胰島素阻斷了。大腦看不到新的瘦素訊號，因而將漸低的瘦素含量解釋為脂肪儲存量較低，如此便觸動了增加食慾和減少代謝能量的生存機制，剛好與它該做的事（亦即如果大腦能收到瘦素訊號就會做的事）完全相反。簡而言之，含量較高的 omega-6 會破壞瘦素資訊的傳遞機制，導致體重增加。

重點不是食物的熱量，而是熱量食物

加工食品含有大量熱量，使它既美味又令人上癮；但導致某些人掙扎於肥胖症的原因並非加工食品所含的熱量。正如我們在本章中所瞭解的，其實是加工食品中某些特定元素對身體產生的作用，提高了我們的體重設定點。糖、精緻碳水化合物和植物油讓胰島素的分泌量增加，而胰島素的影響便是阻斷脂肪細胞發出的訊號（瘦素），讓脂

肪細胞無法向大腦正確回報身體目前的脂肪存量。

果糖存在於高果糖玉米糖漿、水果甜味劑和果汁中，以不同方式提高了我們的體重設定點，導致體重增加。果糖會耗盡細胞處理能量的能力（ATP），讓大腦誤判為飢餓訊號，導致食慾和體重的增加。

最後，我們還應該記住的是，一般糖（50%為果糖）既會作用於瘦素阻斷途徑（提高胰島素濃度），也會作用在果糖增重途徑（耗盡細胞能量）。

因此，我們現已瞭解到，導致體重增加或發炎症狀的並非加工食品所含的熱量，而是這些食品向身體發送的訊息。這些精妙的身體訊息曾經源自於真實的新鮮食物，但當這些訊息被提取、轉移到加工食品中時，會被濃縮至相當高的水平，以致微妙的訊息被放大到極致。過去促使我們做出某種特定行為的生物學訊息，現在可能就像一把揮向新陳代謝的大錘一樣，嚴重破壞身體的正常調節機制，導致成癮行為、不良習慣、體重增加和西方炎性疾病等。

但是，為什麼最初植物會向我們發送訊號？植物和動物會如何因為這些訊號而受益呢？在下一章中，我們將探討植物訊號對於人體健康福祉的重要性。

第五章
植物藥

「活力和美麗是大自然送給那些按照自然法則生活者的禮物。」

——達文西

倫敦，2023 年 1 月

我的拖延時段即將結束：我已經為了逃避坐下來寫書盡了一切努力。我的電子郵件都即時回覆了，有些郵件甚至在幾秒內就得到我的回覆；我的網站已經完成改版，公寓打掃乾淨，植物澆了水，桌子整理好了，鉛筆削好了，稿紙準備好了。我的私人助理娜塔莉很喜歡這樣的我——高效率（這相當不尋常）。但現在我必須坐下來，把我腦海中為這本書收集的所有想法付諸文字。寫作之前，我的最後一件事，就是在半小時內什麼都不做。這是受到奧利佛・伯克曼（Oliver Burkeman）的書《人生 4 千個禮拜》（*Four Thousand Weeks*，這是指如果你夠幸運，你活在地球上可以擁有的總時間）的啟發，我打算用三十分鐘的時間，心無旁騖地品味我的生活。不碰手機、電視、收音機，甚至連書也不碰。

我在倫敦的公寓可以欣賞泰晤士河的美景，我坐在窗邊一張舒服

的椅子上喘了口氣，放鬆下來。這時，我感到整個世界開始變得生氣蓬勃……河水潮起，我聽見了浪花，海鷗在遠處鳴叫，優步船（Uber boat）嗡嗡地駛過河面。雖然才下午三點左右，冬天的陽光已漸漸從切爾西橋（Chelsea Bridge）落下，河水也開始閃爍著金色的斑點。幾個穿著防寒衣著慢跑的人，邊跑步邊開心地聊天。他們呼出的水氣遇上寒冷的空氣，凝結成細小的水滴和冰晶。

曬點太陽──我們的熱量從何而來

我起身檢查薇薇安，她是在我家裡一盆非常大的室內植物。她是那種一根樹幹上有著看起來像是髮辮或摺瓣般葉子的植物[1]，已陪伴我多年。六個月前，當我把她搬進公寓時，我在電梯裡不小心撞傷了她，因為兩人電梯實在很難容納一個人和一棵小樹並立（她的樹枝把我豆豆先生[2]式地擠在電梯角落）。結果她被搬進公寓時變得傷痕累累，大小樹枝都折斷了，比原來的尺寸小了一半。不過，看看她──她現在沐浴在陽光下，看起來真是美極了。她又重新綻放到原來的大小，甚至更大一些；她有著熱帶植物的樹型，長了上百片大葉子，新鮮的葉子上滴著黏稠的汁液。幾週前，她就已經碰到2.2公尺高的天花板。我一直會定期修剪太高的葉子，儘管一簇一簇地剪，但她依舊長個不停。種植她的大花盆是那種有自動澆水功能的盆子，底部附一個水箱，下面是礫石，然後是土壤。補滿的水箱

---

1 原注：也稱為招財樹，或馬拉巴栗。
2 譯注：由羅溫・艾金森（Rowan Atkinson）和李察・寇蒂斯（Richard Curtis）於1990年製作的英國電視喜劇。

可容納 6 公升的水，但薇薇安一週內就能消耗完。這種成長最令人費解的是，花盆裡的土壤量幾乎不受影響，她的體型雖然增加了兩倍，但似乎沒用到任何土壤來維持生長。薇薇安驚人的成長到底從何而來？

柳樹實驗

植物以土壤為養分生長的理論起源於古希臘時代，這個理論一直是對於植物生長的重要解釋。到了 1640 年，一位來自布魯塞爾、名叫海爾蒙特（Jan Baptista van Helmont）的科學家對此進行了實驗。他相當熱衷於質量的轉化與保存，也就是說，他想瞭解當某物生長時，這些生長出來的物質到底從何而來？海爾蒙特對植物生長尤其感興趣，於是他花了五年的時間，進行了一個「柳樹實驗」（Willow Tree Experiment）。

他觀察花園裡一棵柳樹的生長情況，測量花盆裡的土壤量，同時測量樹的生長情況。實驗結束時，樹一共增加了 74 公斤（相當於一個普通人的重量），而土壤只減少了 57 克（約一把泥土的四分之一）。他得出的結論是，這種植物的生長並**不**是靠土壤中的養分，而是靠水長大的。當然，我們現在知道這個結論不完全正確。薇薇安的葉子和樹枝（基本上包含了她的整個骨架）跟海爾蒙特的柳樹一樣，都是由一排又一排的「碳原子」所組成。這些碳的排列有時可達幾百萬個原子長，螺旋組成剛性的纖維素鏈，為樹枝和葉子提供生長所需的結構和支撐。但水（H_2O）並不含碳，因此海爾蒙特將植物生長完全歸功於水的結論顯然是錯誤的。

我坐下來，凝視這位充滿碳的綠葉朋友。薇薇安驚人的成長以及形成身體結構的碳，確實來自於某個地方，不過並不是花盆裡的土壤或水⋯⋯我一路回想年代久遠的學校生物課，想起植物吸收二氧化碳，所以她的碳骨架一定是從稀薄的空氣中獲得的。薇薇安最喜歡的食物便是大氣中的碳。每當我呼吸時，我所呼出的二氧化碳（CO_2）擴散到房間裡，薇薇安便將其吸入。於是我的一部分變成薇薇安的一部分——這是多麼令人驚異的想法。

　　所以，她的快速成長來自於花盆裡的水和空氣中的二氧化碳（二氧化碳來自我的呼吸，河邊慢跑者的呼吸，天空飛過的飛機噴氣，優步船的發動機⋯⋯），而她利用太陽的能量來生長。當八分鐘前離開太陽表面的太陽光子，以光速撞擊她的葉子時，便會產生化學反應，把她吸入的二氧化碳分解成讓她的骨架生長所需的碳，以及反應後釋放回房間裡的氧氣。

　　像薇薇安這樣的植物，除了生長以及製造我們賴以維生的氧氣之外，還可以轉化並儲存太陽的珍貴能量。構成植物碳骨架的幾百萬個鏈結中，每個鏈結都儲存著化學能。當碳鏈結（carbon links，包含碳一碳鏈、碳一氫鍵以及各種形式的碳鏈）斷裂時，能量就會被釋放出來（像拉動小小的聖誕拉炮那樣）。這便是地球上所有生物的能量來源，我們所有的熱量（甚至超加工食物中的熱量）都源自於此。

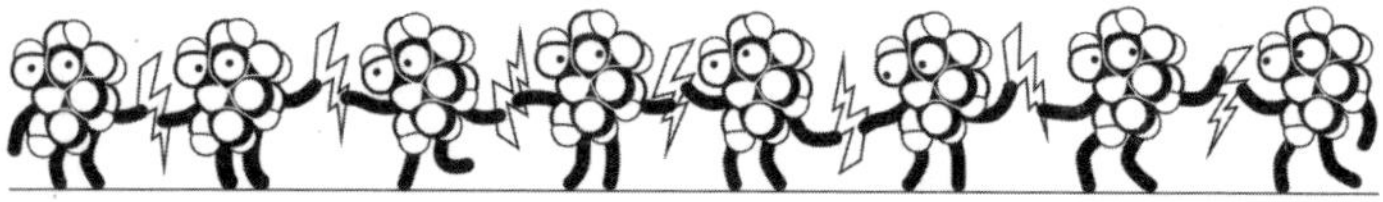

植物中的碳鏈結含有儲存自太陽的能量，當這些鏈結被打破時，能量就會釋放出來。

圖8：碳水化合物能量鏈

瞭解植物和動物之間這種自然的交互作用非常重要。碳循環——亦即動物和植物之間的碳流動，是影響兩者存續的關鍵；這種精確的機制已根植於兩個物種的 DNA 中。同樣重要且同樣根植於我們體內的，便是能量從植物朋友到我們身上的自然流動，亦即我們如何滋養自己（攝入食物）。這也是我們理解「天然食物有益健康，現代加工食品使身體混亂並導致疾病」的根本基礎。

能源如何食用

薇薇安的葉子對我來說難以消化，但如果邀請一隻飢餓的山羊進入我的公寓，便可以把能量從太陽轉移到薇薇安的過程加以延續。山羊會把葉子吃進自己體內，當牠消化時，葉子的碳原子鏈結會被破壞（在氧氣協助下），讓山羊獲得寶貴的能量，供其移動和生存。而該反應的副產物便是山羊吐回房間的二氧化碳，讓薇薇安可以回收到她的植物骨架上。

如果我把公寓封鎖，讓空氣無法進出，然後引進五十株像薇薇安這樣的植物（並為它們供應水分和光照），那麼植物和山羊都可以存活許多年，依賴彼此生存。

生命的呼吸

碳循環對任何學過生物學的人來說都算是基本常識。植物和動物為了彼此的共同福祉互相依賴，植物吸入碳並收集太陽能，將能量儲存在碳鏈中，然後呼出氧氣。反之，動物則透過將植物當作食物獲取

燃燒脂肪

我們如何減少體重？人體脂肪中的能量使用以與植物相同的方式，儲存在碳鏈（carbon chains）中。當人體需要靠脂肪獲取能量時，氧氣（我們吸入的氧氣）會被用來打破這些碳鏈，釋放出儲存在小狹縫裡的能量。當碳鏈斷裂時，分離的碳原子會與氧結合，產生二氧化碳——於是我們呼出二氧化碳。這些我們呼出的二氧化碳，來自人體燃燒儲存的脂肪，就像汽車排放廢氣。現在，請想像一下透過節食或積極運動來減輕大量體重的情況。脂肪的重量是透過呼出二氧化碳而消失的。所以，由於脂肪減少而減輕體重的過程，並非透過食物的（消化）排泄來實現，而是透過我們的呼吸（減輕的體重並非來自排出脂肪，而是來自排出二氧化碳）。

能量，排出維持植物生長所需的二氧化碳。[3]

但植物與動物的關係，要比簡單的碳和能量轉移複雜得多——而且可以追溯到幾百萬年前。植物性食物中包含的訊息，會讓動物採取

3　原注：人類每天會產生並呼出1公斤二氧化碳。分解之後，每天會產生200克的碳排放，相當於每年排放73公斤的碳，足以讓關心氣候變遷的環保人士對擁有大家庭的憧憬慎重考慮。然而，我們的植物朋友喜歡高碳環境。因為對他們來說，高碳代表有更多碳食物可供利用，他們可以吃得更多，長得更快。隨著地球碳含量的增加，植物（和藻類）也會生長得更快。如果地球上沒有這種動植物之間的自我調控機制，我們的氣候危機將會更加嚴重。

某些特定行為；作為回報，植物（無法在地球上任意移動）則可借助動物，尤其藉由鳥類和蜜蜂，繁衍並散布到遙遠的世界各地，協助這些植物生存。我們在上一章談到的果糖訊號就是其中一個例子（可以吸引動物食用）。

食物訊號以包裹在食物熱量中的化學物質作為形式。它們提供了類似「外面的世界正在發生什麼事」的訊息，從而引導身體如何使用能量——該儲存或消耗，就像天氣的變化會讓我們在太陽出來時流汗，或在寒冷時發抖一樣。我們吃下各種不同食物中的熱量，裡面帶有關於目前環境的訊號——身體感知到這些訊號便會加以回應。

植物向我們傳達的化學訊息

除了必需維生素和前面描述的必需脂肪酸外，植物還含有幾千種具有「生物活性」[4]的成分，構成了整個「植物—人類」訊息系統的主要部分。就像早先才發現的維生素和必需脂肪酸，我們對於這些新發現的植物化合物（phytochemical，後稱植化素）仍然知之甚少。植化素對植物有多種用途，而當人類食用植物時，吃進體內的植化素也會引發與人體健康相關的生物反應，還經常影響了我們的體重。一般認為，目前世界上存在大約五萬至五百萬種植化素，但大多數植化素的作用仍不確定。有些植化素被用作眾所周知的藥物或娛樂性藥物（如阿斯匹靈、嗎啡、咖啡因、菸草等）。許多生活在雨林中的部落會把植物作為當地的藥房，從植物的葉子、花朵和樹皮中提取藥物來治療疾病。

4　原注：生物活性是指引起生物反應，亦即任何導致身體或精神發生變化的物質。

氧氣、氧化壓力和抗氧化物

氧氣佔了地球大氣組成成分的20%，完全包覆著我們的一切。正如本章所見，氧氣是植物生長過程產生的副產物，對動物和人類的生存非常重要。沒有氧氣，我們就無法打破食物中的碳鏈結，無法釋放出賦予我們生命的能量。然而氧氣也有一個缺點：它就像一種生物的「去漆劑」一樣，會從接觸到的任何東西中奪取電子，並在過程中造成細胞損傷。一般稱此情況為「氧化壓力」（oxidative stress），就人類（和植物）而言，氧化壓力會導致細胞死亡，增加癌症風險並導致老化。

氧化是導致食物變質和酸敗的原因，就像導致金屬腐蝕生鏽一樣。而「抗氧化物」（antioxidants）的作用便是負責為身體組織添加一層新的（電子）塗層，讓組織恢復正常。透過逆轉氧化壓力，抗氧化物可以補強我們的細胞、讓我們恢復健康。

植化素對植物有多種用途，某些植化素同樣也對人類的健康有益，例如：

抗氧化作用

由於植物會產生氧氣，如果不加以控制，氧氣會對植物本身造成不可挽回的傷害（植物甚至比人類更需要應對氧化壓力的後果）。因

此，植物會產生大量抗氧化物來抵銷這種潛在危險。這些有益健康的化學物質會吸收並消除氧化壓力（這些造成氧化壓力的不穩定物質稱為自由基），恢復植物的健康。當人類食用植物時，植物本身的抗氧化分子會持續在人體內發揮作用，應付體內的氧化壓力，修復我們的健康。如果沒有對人體內的氧化壓力加以控制，便可能導致從阿茲海默症到糖尿病等多種現代疾病的發生。所有植物和水果或多或少都含有抗氧化物，天然抗氧化物含量較高的植物和水果包括藍莓、草莓、覆盆子、紅甘藍、豆類、甜菜、綠葉蔬菜、大蒜和薑黃等。

抗發炎作用

為了應對昆蟲、細菌、病毒和草食動物的攻擊，植物會產生幾千種不同的抗發炎化學物質。這些化學物質對於大量食用植物的動物來說具有毒性，但如果只少量食用，則可能有益。跟植化素相同的是，當我們食用含有抗發炎物質的植物時，它們也會在人體內發揮作用，抑制由自然老化和許多現代疾病所導致的慢性發炎。含有大量抗發炎物質的植物，包括酪梨、綠花椰菜、藍莓、薑黃、櫻桃、柳橙、番茄和葡萄等。同樣含有抗發炎物質的非植物性食物，則包括黑巧克力、紅酒、綠茶和高脂肪魚類（如鯖魚、鮭魚等）。

味道、顏色和氣味

跟保護植物不被吃掉的植物毒素相反，許多植化素已演化成可以吸引動物來食用它們。這些天然化學物質賦予水果迷人的味道和香氣、誘人的鮮豔顏色，不斷發出「快吃我」的訊號。而顏色鮮豔的水果和蔬菜，往往也具有高含量的抗氧化和抗發炎特性。

越野（自然）越好

　　植物會產生許多具保護性的植化素，以應付惡劣的環境條件或攻擊行為。對於植物來說，比起在農場的控制環境下生長，野生植物的環境條件更加不確定和危險。因為一般農場控制的環境中，農藥、圍欄和灌溉等都可以保護它們，讓植物安全成長。因此，農場種植的蔬菜，在保護性和有益健康的天然化學物質方面，含量都會較自然環境下更少。你可能注意到來自傳統農場的蔬菜，光是聞起來就比來自大型工業食品生產商的蔬菜來得更自然。此外，任何類型的食品加工都會降解和破壞植化素，因此食品經過越多加工，最終產品的保護作用就越弱。天然食物帶有關於我們周圍環境的寶貴訊息，可以滋養我們的健康。這些新發現的植化素可以打開和關閉人體的代謝途徑，往往能對人體健康帶來正面的影響。像是減少、減緩現代發炎性疾病和退化性疾病，並且透過對細胞解毒來減緩癌細胞的生長。此外，還能透過抗氧化作用延緩衰老。

從新鮮食物轉向加工食品的危險

　　請記住，食用過多加工食品會對你的健康造成雙重打擊。你吃下的超加工食品越多，攝取到的天然植物和動物食物就越少；你會因此錯過上面討論到的、包括植化素在內的各種植物化學物質可以帶來的重要益處。食用超加工食品，不僅會讓我們的身體吸收來自超加工食品的有害發炎物質和體重增加訊號，還會讓我們失去新鮮食物帶來的天然保護作用。

第六章
關於運動

「訓練的目的是收緊懈怠、強健體魄與磨礪精神。」

——植芝盛平[1]

　　我最近和兩個十幾歲的女兒去哥斯大黎加旅行。儘管我們並非活躍的自行車騎士,卻還是報名了一項自行車假期。度假公司表示,「週末騎士」可讓身體強健,充分享受度假的樂趣,所以我天真地以為旅遊內容也許只是騎自行車,適度活動一下,就足以讓我們欣賞這個美麗的熱帶國家。但當我們抵達下榻的小旅館,見到其他自行車騎士時,我多疑的女兒們心中警鈴大作,因為我曾向她們保證她們會享受這趟奇特的悠閒自行車之旅,不會有什麼難度。

　　就算只是去吃個早餐,許多人都穿上了萊卡布料的自行車服。但真正令人不安的是,有些人還帶了自己的比賽用坐墊,甚至有人帶了卡踏(clipped-in pedals,可以把鞋與踏板鎖起來)。當我們還在吃著美味的新鮮水果早餐,喝著哥斯大黎加咖啡時,友善的當地導遊就為我們導覽這場為期十天的行程——基本上是早上騎一趟,下午騎一趟……每趟 20 到 30 公里。女兒們齊聲指責我:「爸爸,你帶我們參加

1　原注:日本知名武術家,合氣道創始人。

的是訓練營（Boot Camp）！」

這個假期的有趣之處，就在於我們可以觀察到每天的劇烈運動，加上大量新鮮且精心準備、未加工過的當地食物，會對我們的身體產生什麼樣的影響。我們原先期望的是身體變得更健康，同時也減輕一些體重；但事實上，我們雖然變健康了，體重卻都增加了。在開始騎車之前，我們去熟悉隊伍中其他自行車手的過程中，我注意到一件事：許多熱衷長距離自行車運動而且身體看起來顯然很健康的男子，他們的腹部周圍都有相當明顯的脂肪堆積。所以在我看來，運動本身不一定會讓體重減輕。

運動如何影響我們的新陳代謝？

我們從研究中得知，想減肥的人如果不改變飲食內容，而只是按照政府建議（每週 150 分鐘）的運動量的話，大約一年只能減掉 2 公斤左右的體重。然而，我們也能看到健身產業正在蓬勃發展；大多數的健身房人數眾多，新開幕的健身房也不斷出現。根據「有效的事會變得流行」這事實來看，定期的運動鍛鍊一定有其正面意義。

有一點我可以肯定，那就是定期的運動鍛鍊只要中途**停止**，幾乎總是會導致體重增加。在診所裡，我看過的許多病人都是如此：他們通常是退休的競技項目運動員，尤其是前游泳選手。他們的描述是：一旦因為受傷而無法訓練或決定退出比賽後，體重就會迅速增加。而一旦體重增加，他們就很難再改變體重。

所以，運動對於調節體重到底有何重要性？比起健康飲食，運動是否更重要？哪種類型的運動可能是最好的？

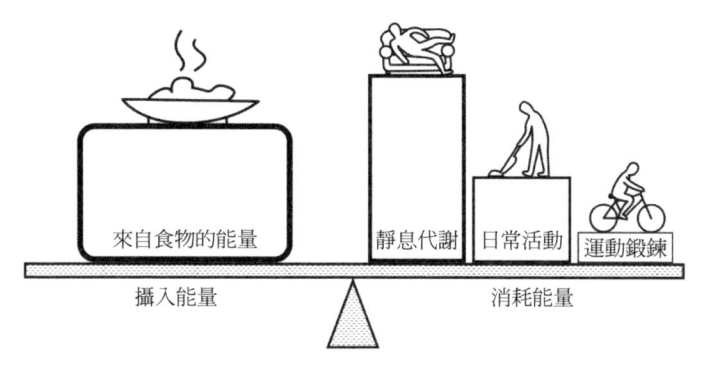

[圖：天平示意圖，左側為「來自食物的能量」（攝入能量），右側為「靜息代謝」、「日常活動」、「運動鍛鍊」（消耗能量）]

當人體體重穩定時，我們攝取的能量（即熱量，以卡路里為單位）會由「**靜態能量消耗**（70%）＋日常活動中的**被動能量消耗**（25%）＋運動中的**主動能量消耗**（少於5%）」三者加以平衡。

圖9：正常狀況下的每日能量平衡

讓我們回到過去關於體重減輕（或增加）的「能量輸入與能量輸出」等式上。長遠來看，「透過更多運動來消耗熱量可讓體重減輕」，似乎是很合邏輯的想法；另一方面，減少運動並整天坐在沙發上，也一定會導致體重增加。然而，我們已經在第一章學到，人體每天消耗的總能量中，只有一小部分來自激烈運動——對大多數不去健身房的人來說，這個比例可能不到5%。我們身體的大部分能量都是在激烈運動之前就已消耗完畢，這就是佔了人體總能量預算70%的基礎代謝率（basal metabolic rate，BMR）[2]，其餘25%的能量則消耗在日常動作中，例如走路去辦公室、做家事或各種嗜好等，這些統稱為「被動」能量消耗。

2　原注：基礎代謝率 BMR 消耗的能量，包括心臟將血液傳送到全身所需的能量、讓血液充滿氧氣的呼吸能量、細胞生長和修復、消化、免疫反應、發炎，以及最重要的，大腦思考所需的能量。大腦在基礎代謝中使用了大約人體總能量預算的20%。

身體：我們如何適應現代食品
第六章　關於運動

我們已經瞭解到，基礎代謝率有著非常動態的調適能力。就像調光開關一樣，基礎代謝可以向上或向下移動，一切取決於我們的大腦是否打算阻止體重增加（提高新陳代謝）或是減輕（降低新陳代謝）。基本上，如果我們吃得太多，基礎代謝可以幫我們消耗多餘能量；如果吃得太少，則可以幫我們節約能量。如果你的年紀夠大，應該還記得 1980 年代電視上的 Ready Brek（一種早餐燕麥片）廣告，那些吃完早餐出門上學的孩子們身體周圍會發出橘色光芒——這是想像人體靜息代謝的好方法，持續的光芒可讓身體的重要功能保持平穩運行，但光芒可以調亮或調暗。如同我們在第一章所述，相同體重、身高和年齡的人之間的靜息代謝差異可能高達 700 大卡，相當於跑步 10 公里或健身房綜合鍛鍊一小時所消耗的熱量。

那麼在運動的時候，我們的靜息代謝到底發生了什麼變化？它是否會隨著運動而改變（就像我們已知它會因為暴飲暴食或飢餓而改變）？為了回答這個問題，美國人類學家暨代謝研究員赫曼・龐策（Herman Pontzer）進行了一項著名實驗，比較了非洲獵人與倫敦和紐約上班族的能量消耗。

如果使用簡單的「能量輸入與能量輸出」等式，我們預期平均每天行走一萬九千步的非洲獵人，一定會比坐在辦公室不動的職員消耗更多能量。然而，研究結果卻顯示兩組人的能量消耗量相同，其他類似的研究也顯示了相同的結果。例如，把尼日的女性農工與芝加哥的辦公室女性進行比較時，會發現她們在能量消耗方面並沒有差異；甚至亞馬遜農民與搬到城市從事久坐工作的同一部落成員之間也沒有差異。

如果非洲獵人每天步行將近二萬步，他們每天在運動中消耗的能

> **測量能量：人體「排氣」**
>
> 如第五章所述，我們的能量來自分解糖和脂肪中儲存的「碳鍵」（carbon bonds）。這些鍵結中的碳會以二氧化碳的形式，透過呼吸排放到空氣中。我們的呼吸就像汽車的排氣系統，排出使用燃料後殘留的碳。這就是為何當我們需要在運動過程中獲得更多碳能量時，就會更大口地呼吸，以便能更快地打破碳鍵，然後用力呼吸將有毒的碳從體內排出。研究人員可以利用測量我們呼出的二氧化碳，準確說出我們使用了多少能量。

量會比辦公室職員多了約 600 大卡。[3] 為了達到相同的能量消耗，他們的身體必定調適了日常活動，以便在其他方面節省能量。這些節省下來的能量來自前述的「靜息代謝」和「被動能量消耗」之減少。當身體關閉非重要功能時，靜息代謝自然會補償性地減少，日常活動也會因疲勞而自然減少。因此，獵人休息時的活動量會比平常少，睡眠時間也會更長。

某項研究針對一群超級馬拉松（ultramarathon，超長里程數的馬拉松）運動員的能量消耗進行分析，結果也顯示了類似的能量平衡適應。在 2015 年的「美國橫貫賽」（Race Across USA）中，運動員必須

---

3 原注：人類走路的效率相當高，走一千步只會消耗 30 至 40 大卡的能量，相當於一塊巧克力的熱量。

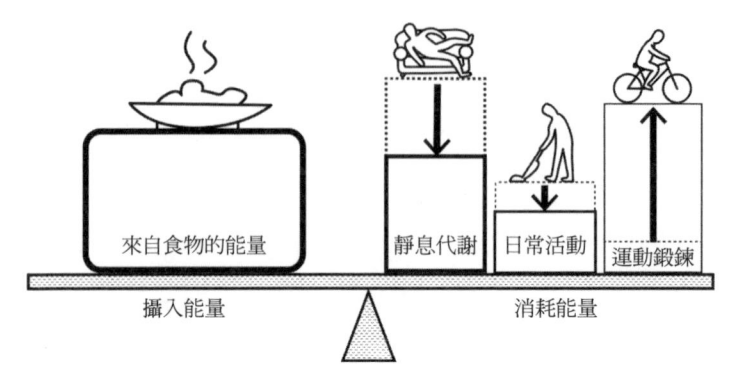

[圖示：天平左側為「來自食物的能量（攝入能量）」，右側為「靜息代謝、日常活動、運動鍛鍊（消耗能量）」]

當更多能量消耗在運動中，且不能透過吃更多食物來補償時，身體的能量平衡就會改變。靜息代謝降低和被動運動減少，都可以補償掉激烈運動所增加的能量消耗，防止體重減輕。

圖10：增加運動後的能量平衡

從加州跑到馬里蘭州，全程約 5000 公里。這個距離相當於參賽者每天跑一場馬拉松，每週只有一天休息，整場比賽歷時 120 天。如同研究人員所預期的，這些運動員開始比賽時，他們每天的總能量消耗必須加入跑一場馬拉松所消耗的能量。然而僅經過一週後，隨著靜息代謝和被動活動量的減少，他們每天的總能量消耗都減少了 600 大卡（以補回運動消耗的能量，類似於非洲獵人的節能效果）。

靜息代謝（BMR）透過副交感神經系統來節省能量——運動員和獵人會呈現出血壓較低、心率較低以及體溫散失減少（當然他們也覺得更冷）。此外，免疫保護、生長和修復方面也都能協助節省能量。

日常活動（被動能量消耗）的減少是由於自然疲勞所致。就像非洲獵人一樣，跑步者在晚上休息時的活動量會比平常少，而且睡眠時間會更長。

這些研究證實，當身體試圖維持特定體重時，會將運動的影響

納入考量；你運動得越多，身體似乎就越會透過節省日常的能量消耗來補償這一點。這種適應似乎能夠達到每天 600 大卡的極限，如前所述，相當於在健身房進行一小時的鍛鍊或有氧運動，或是騎一小時的自行車。

增強食慾

我們知道當運動量增加時，食慾也會隨之增加，因為身體會發出需要更多能量的訊號。只要食物持續充足（這不是非洲獵人會遇到的情況），運動的能量消耗便可以透過攝入更多飽含能量的食物來補償。對超級馬拉松運動員來說，身體每天透過降低新陳代謝和休息所

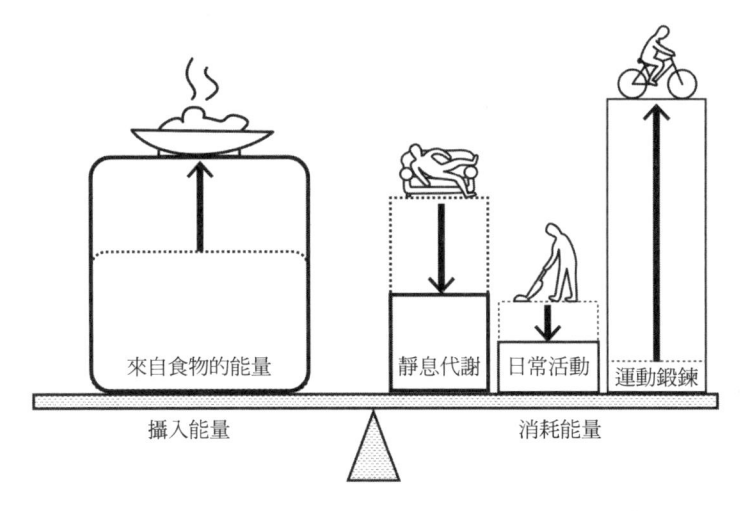

跑一場馬拉松大約需要 2,400 大卡的能量。對於那些接受過訓練的運動員來說，四分之一的能量（600 大卡）來自代謝效率的改變（減少靜息代謝和日常活動），其餘能量則來自因為增加食慾而攝入的更多食物。

圖 11：極限運動的適應

節省的能量，可能只夠跑完四分之一場馬拉松的距離。因此跑馬拉松所需的其餘能量，就必須靠額外攝入的食物能量來支持。

比較活躍的健身愛好者在經常進行高強度運動時，也會看到相同效果。他們會注意到自己的食慾增加，正如身體在指示他們應該補充能量；他們也會感到疲倦，想減少運動量，也會想多睡一點，因為他們的身體想從日常活動中節省能量。此外，隨著新陳代謝減慢，他們的血壓和心率也會跟著下降。這就像當你想藉由節食來減肥時，身體會從兩個方面進行反擊：提高食慾來增加能量攝入，以及降低新陳代謝來節省能量消耗。

過勞

如同身體可以透過降低新陳代謝來適應節食的低熱量攝取，當你開始定期運動後，你身體的新陳代謝也會變得更有效率。表現出色的運動員多半會意識到「訓練過度」可能導致嚴重的健康問題，因為壓迫到身體的靜息代謝，反而會對肌肉組織的癒合以及免疫系統產生不良影響。過勞，或者說訓練過度，會導致肌肉酸痛、頻繁受傷，以及嚴重的病毒或細菌感染等症狀。

多少運動量才能減重？

運動越多，新陳代謝的效率似乎就越高，我們也就越感飢餓。身體會透過調小新陳代謝的消耗開關、開啟飢餓感來補償運動所消耗掉的大量熱量。不過代謝所能節省的能量極限，似乎也被設定為每天最

多 600 大卡左右。如果身體對能量的控制如此嚴格，那麼去健身房的人到底是如何減輕或維持體重的呢？

正如我們在第一章中所說，持續減重只能透過改變個人的體重設定點來實現。我們也理解到，體內的高胰島素濃度會阻礙通瘦素訊號，而無法告知大腦目前身體儲存了多少能量（體重）。訊號故障（看不到身體到底有多胖）讓大腦無法做出適當的應對，只能回應過多的胰島素，讓身體儲存能量，進而導致體重增加。只要避免食用會導致高胰島素分泌的食物（糖、精緻碳水化合物、植物油和加工食品等），瘦素訊號就能夠順利傳達，大腦也就能感知到多餘的脂肪，讓減重順利進行。

與瘦素相似，運動也會透過影響體重設定點來發揮減重的效果。運動可以讓胰島素變得更有效率，亦即讓身體需要使用的胰島素減少（脂肪儲存量也會隨之減少），於是體重設定點就會跟著降低，讓體重隨之減輕。此外，運動還能降低皮質醇（壓力荷爾蒙）；皮質醇會導致食慾增加和高血糖，造成胰島素分泌量變多。透過運動減少皮質醇，就等於間接減少胰島素分泌，進而得以減輕體重。

然而，適度運動並不足以大幅減輕體重。每週運動 150 分鐘（相當於每週五天各運動 30 分鐘），在一年內只能減輕 2 公斤的體重。美國運動醫學會（American College of Sports Medicine）瞭解透過運動減肥的困難之處，他們建議的運動量如下：

- 維持體重或改善健康：每週 150 分鐘
- 防止體重增加：每週 200 分鐘
- 明顯減重：每週 300 至 420 分鐘

- 節食減重後預防復胖：每週 300 分鐘

我們的身體會在運動過程中嚴格控制身體的能量（藉由代謝效率和食慾），也就是說，若想大幅減輕體重，就必須每天運動一小時。隨著你的身體變得越來越結實，你也會逐漸擁有進行更多運動的能力，這表示你的胰島素和皮質醇濃度會跟著降低，從而讓你的體重大幅減輕。然而對大多數人來說，每天找時間進行如此大量的運動並不容易，而且這種極端的運動量也會增加肌肉受傷的風險。還有，我們都知道當運動員突然停止運動時會發生什麼事⋯⋯體重快速且持續增加。

哪種運動類型最適合減重？

許多研究都證明了「高強度間歇訓練」（High-intensity interval training，HIIT）的減重效果比重量訓練或耐力訓練更好。大約在 2000 年代初，HIIT 開始在健身房流行，因為這種運動的優點變得越來越明顯。HIIT 採用短時間的極高強度運動，然後在各段運動間休息一小段時間。舉例來說，先進行 5 至 10 分鐘的熱身，然後開始 30 至 45 秒的衝刺（例如快速跑步或騎自行車），接著進行 90 秒較慢的恢復型運動。其目的是把肌肉逼到極限，讓肌肉缺氧而迫使它在沒有氧氣的情況下分解葡萄糖——這樣的情況稱為「無氧」（anaerobic）運動。在缺氧情況下分解葡萄糖的副產物是乳酸；為了避免乳酸堆積過多（可能導致肌肉痙攣），HIIT 的訓練時間應限制在 30 分鐘以內。

HIIT 運動會增加肌肉壓力，導致生長激素（growth hormone，

GH）的釋放增加至 300％至 450％。生長激素對人體有許多好處，包括增加新陳代謝、改善胰島素功能、刺激免疫系統、增強肌肉、強化骨骼，甚至改善大腦功能等。HIIT 訓練後，生長激素濃度會在 24 至 48 小時內保持較高水平，因此這類運動每週只需進行兩到三次。此外，HIIT 還能提升腦源性神經營養因子（brain-derived neurotrophic factor，BDNF）的濃度，刺激神經（大腦）的路徑並引導新腦細胞的產生，保護大腦免於退化。

　　HIIT 不僅可以改善新陳代謝，與傳統運動方式相比，HIIT 可以更有效地減少脂肪，而且還非常節省時間。有效的 HIIT 鍛鍊不需花上一個小時。

每天走一萬步

　　我有許多嘗試減肥的患者都會使用 Fitbit 或 Apple Watch 來確保自己每天行走一萬步，因為他們相信這樣有助於減重。然而，每天走一萬步的說法並沒有科學根據；它其實是由日本早期計步器製造商，在 1964 年東京夏季奧運會前發起的口號。他們之所以選擇這個數量，是因為這個數字的日文數字「万」，看起來就像一個人在走路！

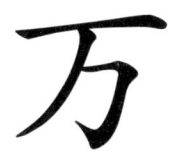

万

　　如前所述，人類是效率非常高的步行者，每走千步只會消耗 30 至 40 大卡（相當於一塊巧克力）。因此，走一萬步只會消耗 300 至

400大卡。然而我們在對於非HIIT運動的研究中曾說過，身體可藉由控制代謝效率，對身體的能量消耗多寡進行至多600大卡的調適，所以我們的身體很容易適應一萬步的能量消耗。雖然戶外散步有益心理健康、整體身體健康和維生素D的吸收，但它對體重幾乎沒有直接影響。

限制熱量，然後運動

我們知道，透過節食和高強度定期運動來減輕體重，會讓身體的新陳代謝急速下降，然而新陳代謝效率的作用有其極限。舉例來說，如果你把每天的卡路里攝取量限制在1,200大卡，你會發現體重雖然減輕了，但不久後就會維持在新的水平（不再下降）；這表示身體的新陳代謝已經適應每天節省600大卡的狀態，等同於你限制的卡路里攝取量。更糟的是，現在你每天必須繼續維持，每天只攝取1,200大卡的熱量，否則你的體重就會增加。不過好消息是，你的新陳代謝可能已經達到身體所能調適的最大效率極限；只要每天增加一小時的高強度運動，便能將卡路里攝取量增加到1,800大卡（假設運動時多消耗600大卡）。如此一來，你就可以攝入相對正常的熱量，而且不會增加體重（前提是食物品質好）。許多運動者發現這是一種相當好的方法，可以保持相對正常的飲食，且不會恢復減掉的體重。

總之，運動（尤其是高強度運動）——正如人們經常引用的那樣，依舊是「青春之泉」，可以帶來許多健康上的益處。要透過運動達到顯著的**減重**效果，必須每天進行極高強度或長時間的運動；**維持**體重所需的耐力型運動也很花時間，但好處是可以更正常的攝

取熱量。

現在，我們已經瞭解身體與營養之間的關係。本書的下一部，將轉向我們的大腦與現代飲食環境之間的關聯。

第二部
頭腦

大腦如何應對現代食物

第七章
你是誰？
了解無意識行為——習慣和獎勵

「我們是自身反覆行為下的產物。因此，優秀不是一項行為，而是一種習慣。」

——亞里斯多德

如果你曾在英國看過足球比賽，可能會聽到一群支持者向敵對隊伍的球迷重複喊著「你是誰？！」（who are ya?! 有嘲諷對手之意）。這是一個有趣的地域性口號，但在不同情況下，這問題本身卻是一個「基本」問題。

你是否也想過這個問題：你是誰？答案可能包括你的性別、種族背景或國籍，也許包含你的宗教信仰、家庭關係或是否為人父母，還可能包括你的外表健康或殘疾等……但這真的是你嗎？

遇見自己

請想像你在一個房間裡，與童年的你、青少年的你、年輕時的你、中年的你和老年的你共處一室。這些人都一樣嗎？他們都是你，不是嗎？然而他們和你真的有相同的身分認同（identity）嗎？我們知道這些不同版本的你在身體上看起來完全不同——每個版本身上的任何一個原

子,也都不會出現在下一個版本的身上。因為我們不斷地透過飲食、排泄和呼吸,在環境中釋出和攝入我們身體的物質組成。在七年內,你身上的每個部分都會被取代。然而,你的自我認同也會隨之改變嗎?

我們每個人的身分認同——我們到底是誰——是由我們對世界的理解、我們的態度和我們的信仰組成的;是我們擁有(或缺乏)的知識和智慧,決定了我們會如何應對自己遇到的各種狀況。這也決定了我們在特定時刻的角色;隨著周圍世界的開展,我們的身分也隨之不斷變化。甚至在你閱讀這本書的時候,你的身分也會因為你學習到新的想法和概念而有所改變,因此改變你對世界的看法和理解,尤其是在「食物」如何影響你的身體和思想這方面。

但是,我們對世界的理解和體驗就是身分認同的全部嗎?請再想像一下,在你成年生活中一個平淡無奇的典型工作日早晨。你從睡夢中醒來,開始意識到這個世界。接著你滾下床,也許去趟浴室,刷牙、洗澡,然後用毛巾擦乾身體,穿好衣服。你整理自己的頭髮,保養臉部,讓自己看起來更體面。接著快速吃完早餐,跳進自己的車裡,然後開車去上班。你停車,進到你的工作地點,向同事打招呼,最後在辦公桌前坐下來。

自動駕駛

請仔細思考一下這個場景:你已經可以在不需經過有意識思考的情況下,就可以自動地從醒來一直到坐在辦公桌前。仿佛你是一台自動機器,一個人形機器人,每天早上的一切似乎都是自動發生的。包括你在淋浴時用肥皂擦拭身體的方式,以及你用毛巾擦乾身體的方

法；你穿衣服的順序和綁鞋帶的方式；你用複雜的裝置來控制汽車與導航上班；甚至打開和關閉你家以及辦公室的門。如果你每天都以相同方式執行所有這些操作，這也算是你的身分認同嗎？

所有人類都受到「基本慾望」的驅動或控制，這些行為寫在我們的DNA裡，代代相傳，它是我們重要的生存密碼。但這些重要的生存密碼並不能阻止我們的生與死——這些密碼只是我們身上的DNA確保自己延續的方式。正如理查·道金斯（Richard Dawkins）在《自私的基因》（*The Selfish Gene*）一書中極具說服力的描述：我們都是可消耗的生物容器，是延續身上DNA的手段，它利用我們跳進下一代、然後再跳向下一代……

DNA為我們提供的基本渴望先是生存，然後是安全地成長為成年個體，接著尋找伴侶，最終則是繁殖。這對地球上任何活著的生物體——從植物、細菌、真菌和病毒到昆蟲、魚類、鳥類和哺乳動物等，都是一樣的。你在廚房看到的嗡嗡作響的蒼蠅，在這方面跟你是一樣的——就像是一個微型生物機器，目的在於將身上的DNA傳遞給下一代。

基因裡的人類基本慾望，控制著我們大部分的行為舉止，以應對我們所處的世界。

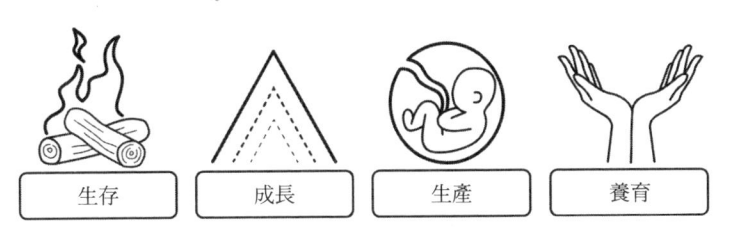

| 生存 | 成長 | 生產 | 養育 |

圖12：基本需求

基因會要求我們尋找安全的庇護所，以利生存；要求我們吃喝，以便滋養和成長身體；要求我們尋找性伴侶來繁衍後代，讓我們身上的 DNA 得以傳承，最後則是要求我們保護後代。

荷爾蒙輔助

這具複雜的人類機器還配備了提醒器，提醒我們應該如何行動，才能實現 DNA 想做的事。包括提醒我們何時進食、何時飲水的荷爾蒙（激素）訊號。這些口渴和飢餓訊號相當強大，會適時提醒我們的「自主身體」何時該補充養分。

另外，青春期時睪固酮和雌激素等性荷爾蒙會開始釋放，並在不久後到達高峰，接著隨年齡增長而慢慢消失。年齡逐漸成長時，我們的行為和性格也會改變。舉例來說，隨著這些荷爾蒙（其作用與藥物相同）的增加，年輕人會想要讓別人留下深刻印象（並嘗試透過各種打扮達成），會渴望結識伴侶；而當年齡漸長，荷爾蒙逐漸消退後，這類衝動便開始減少。

而為了保護我們避開危險，在我們的神經系統中還有一個可以釋放腎上腺素的恐懼開關。這種對恐懼的瞬間反應，可以讓我們暫時變得更強、更快、思考更迅速，以協助我們生存。

所有這些我們無法控制的荷爾蒙訊號，都會影響到我們是誰，以及我們如何行動；它們構成了我們身分的一部分，不容忽視。然而，我們手上最大的資產——也是對我們身分認同最重要的影響力——就是我們的思考方式，由我們的大腦所控制。

本能行為

嬰兒出生時，大腦帶有一千億個神經元，遠遠超過我們基本生存所需的數量。而且在嬰兒的大腦中已經準備好一些行為和動作來回應環境，例如尋找乳頭和吸吮等本能行為，可以幫助嬰兒獲得營養。哭泣也是一種本能的溝通形式，可以向嬰兒的照顧者傳達飢餓或不適的訊息。當嬰兒感覺到自己正在跌倒時，還會伸出雙臂合在一起，這就是「莫洛反射」（Moro reflex），可幫助他抓住母親。

雖然這些行為在嬰兒出生時便已擁有，但跟大多數動物的後代相比，人類嬰兒需要更長的時間才能夠完全發育，並學習到如何生存。嬰兒和幼兒會在觸摸、咬、觀察、品嚐、聆聽和嗅聞到周圍環境的過程中進行學習，開始修剪這張由一千億個神經元所組成的空白畫布，其中許多未用到的神經元不需留下。你也可以說，人類嬰兒的大腦是塊「塑料」，可以被塑形，並在許多不同環境下適應生存。這點跟大多數動物的大腦並不相同，大多數動物的大腦只能在特定環境中發揮作用，而且很難適應新環境。等到人類成年時，大腦中會有一半未使用神經元消失。

學習動作

適應和學習在不同環境中生存的能力，是人類大腦所獨有的，這就是我們能夠成功在全球各地生存的原因。我們的大腦是一部相當複雜的機器，它的工作原理是感知在我們周圍環境發生的事，處理這些訊息，將其與過去的經驗進行比較，然後選擇一個對未來最有利的結

果加以回應（並且始終遵循核心渴望）。這些以動作形式做出的回應會隨著時間推移，慢慢地學習並適應。

請回想一下你在生活中學到的某項技能。它可以是項平凡的任務，如綁鞋帶或刷牙；也可以是更複雜的活動，如騎自行車、開車、玩某項運動或精通某種樂器。你如何學會這些技能，並且變得越來越擅長呢？當我們開始學習一項新技能時，可能會覺得困難且需高度集中注意力。然而，透過練習和不斷重複後，大腦就會把這項動作銘刻在自己的電路板上（動作記憶）。接著，我們不必花費太多努力或經過有意識的思考，就能自動做出相同的動作，如此便能讓我們在自動操作學到的技能時，有空專注於學習下一項技能。

請將大腦想像成一片茂密森林。當我們從森林的一點移動到另一點時，路徑便開始形成。重複的移動會在森林中創造出越來越清晰的路徑，這就是大腦的工作方式。當你一再重複學到的技能，指導這項活動的神經訊號就會逐漸連結起來，形成強大的神經路徑。一旦掌握了某項技能，這些路徑就永遠不會消失。如果我們特別擅長某項活動並精通於此，這些路徑就會變得成熟，就像從人行道變成公路，最終擴建為高速公路。如果停止該項活動，或將這條路徑閒置一段時間不用，雖然路上可能會出現一些雜草，路徑卻永遠存在，因為這是過去學會的技能或行為留下的遺產。這就是人類學習事物的方式：透過基本的重複，直到它們變得自動化；最終，你或許可以完成一件事，卻不記得自己是「如何」辦到的。

大腦就像洋蔥一樣，分成好幾層。外層位於頭骨下方，是我們做出有意識的決定和解決難題的地方。使用這部分的大腦會消耗大量能量（大腦消耗的能量佔我們總能量消耗的 20％），這是因為我們在嘗

試學會新事物（例如學習駕駛）時，必須專注於新的動作，難以考慮其他事情。一旦精通這項動作——像是通過駕照考試，並且已經規律駕車幾年後，這項動作就不再受大腦外層的控制。它現在會由深藏在大腦內部一個稱為基底核（Basal ganglia）的區域來控制。所有我們學習到的動作，都會交由該區負責控制。有了這個區域，我們就不必在走路時專注於何時該把一條腿放在另一條腿前面，或者該如何擺動手臂。這些都會變成自然而然、毋須意識的動作。如此便可將大腦學習任務時所消耗的能量節省下來，讓大腦外層得以思考其他事物。

學習行為和尋求樂趣

能夠融入大腦迴路的不光是動作技能，也包括了我們的行為和決策。

大腦裡有一種稱為「多巴胺」（dopamine）的化學物質，會向我們發出「感覺良好」的訊號，來指揮這種活動。多巴胺是一種神經傳導物質，可協助神經細胞相互溝通。當我們進行一項對於核心渴望（成長、安全、性和養育）有所幫助的活動時，多巴胺會為我們帶來一陣愉悅感。一旦感知到這種快樂訊號，大腦就會分析導致這種快樂感受的原因，及時回溯造成這種快樂的舉動。因此，多巴胺釋放的愉悅感，將會激勵大腦學習如何再次執行該動作或行為。

因此，多巴胺不光是一種讓人感覺良好的化學物質，它對學習動機也很重要。如果沒有多巴胺，我們就沒有去做任何事情的慾望；那些缺乏多巴胺的老鼠會變得既不想動也不吃東西。如果人類沒有多巴胺，我們可能連早上起床都懶；有了多巴胺，人類才會持續不

基底核

大腦皮質（cortex）

小腦（Cerebellum）

大腦的外層也稱為大腦皮質（控制意識思考和決策）。一旦某個動作歷經重複，變得精通後，就會由基底核控制，使之可以在沒有意識的情況下執行。小腦會為這些動作提供平衡和空間意識（亦即我們身體的位置）。

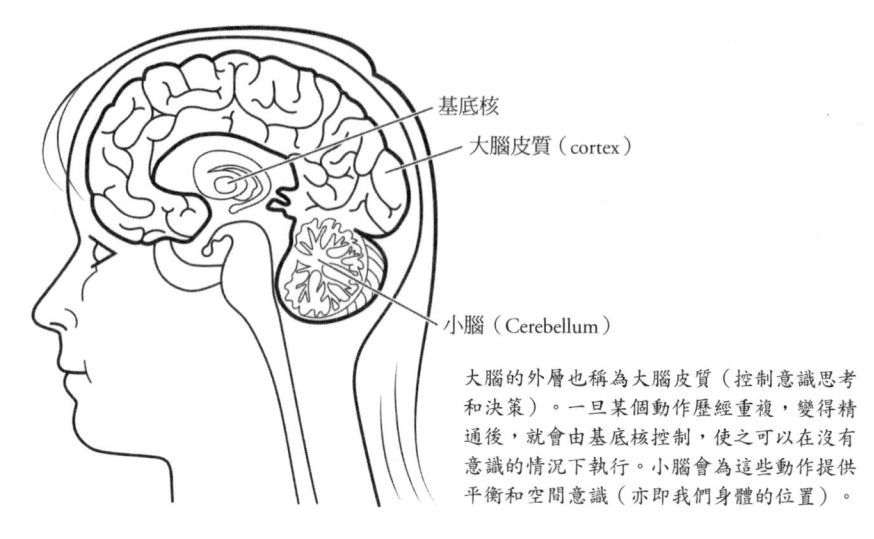

圖13：基底核—習慣中心

懈地探索和創新。然而，正如我們即將瞭解到的，現代世界的大部分事物幾乎都是為了引發這種「感覺良好」的反應，有時甚至會損害我們的健康。

習慣的養成

一旦大腦學到了可以引起多巴胺釋放的活動後，就可以重複該活動，而且從該活動產生的愉悅感還會強化這項活動，形成某種循環。這項活動進行越多次，就會越深刻地嵌入大腦的新神經迴路中，直到你像學會一項技能一樣（如同學會走路或開車），可以在無須意識的狀態下從事這項愉快的活動。也就是說，一旦學會了這類活動，它們就會變成習慣：一種可以帶來愉悅感的重複性習得活動。

带来快乐的动作

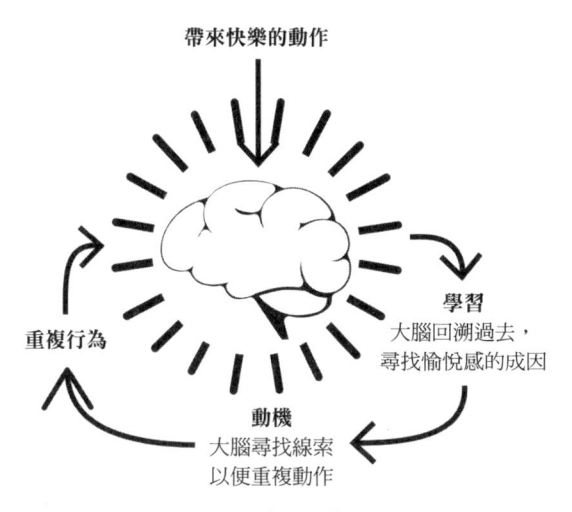

學習
大腦回溯過去，
尋找愉悅感的成因

動機
大腦尋找線索
以便重複動作

重複行為

多巴胺發出愉悅訊號，刺激大腦去瞭解是什麼動作導致了愉悅感受，並鼓勵我們重複此動作。

圖14：學習新習慣

我們應該記住，人類的核心渴望——亦即來自DNA的指令，就是生存、成長、繁殖和養育。任何有助於實現這些核心渴望的活動，無論多小或多短暫，都會引起多巴胺釋放的愉悅感受，進而為大腦帶來執行這些活動的動機。而滿足這些核心渴望最常見的活動，包括吃下高熱量食物或進行性行為等——而人類在日常中的大多數活動都不會那麼直接地達成這種渴望，只會讓我們「稍微」接近一些。這些活動可能包括去健身房（增加安全感和性吸引力）、看色情影片或上約會網站（性）、佈置或裝飾房子（安全）、捐錢或貢獻時間給慈善機構（培育）、烹飪（成長和生存），甚至檢查我們在社交媒體上的受歡迎程度（性和安全感）。當你瞭解人類的核心渴望是什麼，也就是人類的行為如何被驅動時，就比較容易明白為何許多行業如此成功而不可或缺。包括保險、醫療、法律、製藥、健身、國防、食品、慈善

機構和社交媒體等行業，都因為我們對安全（生存）、成長、繁殖和培育的渴望而蓬勃發展。

多巴胺駭客

多巴胺的分泌並不一定都源自於與人類核心慾望相關的活動，化學物質也會影響多巴胺系統。大多數非法藥物都會使大腦釋放帶來愉悅的多巴胺，包括鴉片類藥物如嗎啡、吩坦尼（fentanyl）或曲馬多（tramadol），安非他命類如阿德拉（Adderall，傳說的三種聰明藥之一）、冰毒（crystal meth，甲基苯丙胺）、快速丸（speed）和古柯鹼，都會引發這種愉悅感受。一旦大腦發現了藥物跟高度愉悅感之間的關聯，就會形成習慣循環。當停止用藥時，大腦便會拚命尋找它所帶來的強烈多巴胺訊號，而獲得該訊號的唯一方法，就是「重複」使用藥品。隨著時間推移，這些用藥行為就會變成習慣，毒癮就是這樣形成的。非法毒品產業的興盛，得益於我們依賴多巴胺驅動的行為動機系統，讓成癮者的大腦致力於尋找下一波多巴胺的衝擊──這就是為何光是在美國，每年毒品市場的價值就超過 4000 億美元。

合法的藥局

除了非法藥物可以增加我們的多巴胺分泌外，咖啡因、菸草、酒精和糖等合法藥物也都具有這種作用，它們也都因此成為一門大生意。如果你步行或開車沿著你家附近的商店街走，你就會發現街道兩旁都是販售這種「多巴胺愉悅感」的商店：咖啡店、麵包店和三明治

店、電子菸商店和酒類商店。而當你進入路邊的便利商店時,你會發現它們出售的主要商品都能讓你產生高多巴胺:菸草(紙菸或電子菸)、咖啡因、酒精、糖和加工食品。基本上,它們都等於是合法的藥局。

任何類型的食物都能引起令人愉悅的多巴胺湧升,但超高熱量的食物,會更加強這種感覺。這就是為什麼路邊的便利商店裡堆滿這些高熱量食物,卻缺乏那些讓你不會那麼興奮,而且更可能在賣出前就已經腐爛的天然食物。

耍脾氣

在你常去的當地超市裡,你有沒有注意到當小孩到了收銀台的那一刻,看到旁邊堆滿色彩鮮豔的糖果時,就會開始懇求母親買糖果給他們。這種場景通常有兩種不同的結果:要不就是母親同意要求,小孩高興地拿著糖果,要不就是一種更吵鬧的場景——也就是母親知道糖果的危險性,說了「不行!」,接著小孩來上幾分鐘的痛苦尖叫和哭泣。如果你仔細看看那淚流滿面的小孩(我記得我自己的孩子也有過這種情況),他們的臉上會帶著如此沮喪、絕望、失望而大受打擊的表情。

到底是什麼原因導致了這種常見的騷動?請記住,小孩的大腦是一張空白畫布,其神經元數量是成人最終所需數量的兩倍。正向的活動和經驗很快就會融入他們正在發展中的神經電路板上。在這些正向活動體驗最常見的一種,就是糖的獎勵。用糖果、餅乾和巧克力獎勵幼兒,在我們的(西方)文化中根深蒂固。這些甜食會引起孩子腦

中的多巴胺釋放，他們很快就會知道這種快樂的來源是顏色鮮豔的甜食。伴隨著給孩子糖果獎勵的行為不斷重複，由多巴胺引導的學習（知道快樂的來源）和動機（想要再次獲得快樂），會在孩子的大腦中變得根深蒂固。

最後，當孩子看到糖果時，他們便會開始渴望獎勵，想要吃下甜食，來獲得釋放多巴胺的快感。

習慣循環

小孩看到糖果時經歷的變化過程，就是一種典型的習慣循環。一旦循環行為被大腦學習，以下機制就會在大腦的無意識區域中發生。

啟動這種程序之前，大腦必須先瞭解獲得這種愉悅的可能性。這種可能性是以提示或某種觸發因素（trigger）的形式出現，亦即大腦已學會這類東西是未來快樂的終極來源——對兒童來說，也就是「看到顏色鮮豔的糖果」。一旦啟動了這個步驟，習慣循環就會立刻產生行動；大腦會迫切渴望快樂的獎勵，而伴隨這種期待感出現的便是反應——也就是為了獲得獎勵而採取的「行動」，在此情形下便是打開糖果並吃掉。每次收到獎勵，習慣循環都會加深。這就是經典的「習慣循環」，可套用在任何你下意識行為中的好習慣或壞習慣上。

有趣的是，多巴胺不光在得到獎勵後會釋放，它在你「決定」從事獲得獎勵的動作時也會釋放。亦即一旦你決定為這種渴望採取行動，多巴胺就會隨之而來。例如面對收銀台前尖叫的孩子，母親屈服後把糖果放在孩子手中，這種尖叫就會立刻停止。這是因為決定已經做出（在本例中由母親做出），獎勵已在孩子的掌握之中。孩子在打

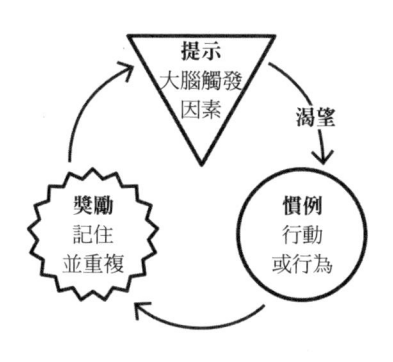

```
        提示
       大腦觸發
        因素
              渴望
   獎勵        慣例
   記住        行動
   並重複       或行為
```

圖 15：習慣循環

開糖果之前就會感到愉悅，因為快感來源的多巴胺已被釋放到孩子的大腦中，預期獎勵的到來（吃下糖果）。

你在現實生活中也可能體會過這種感覺：對獎勵的期待和獎勵本身一樣美好。例如你在糕點店的櫥窗裡看到一個美味蛋糕（也就是「提示」）。於是你決定按照這個提示行動，走進糕點店點了蛋糕並坐下。當蛋糕送到你桌上時，你就已經開始感到開心，因為多巴胺訊號已經釋放。你可以先坐著，不急著吃蛋糕，仍然感覺相當美好。因為你預期吃蛋糕的行為（活動）將會釋放獎勵（多巴胺）。

在有抽菸習慣的人當中也可以看到同樣的情況，當他們感到想要抽菸的衝動時（提示也許來自一天中的某個特定時間，或是看到同事去抽菸），他們決定離開辦公室去外面抽菸，但許多人並不會立刻點菸。他們可能會把玩一下香菸，或把香菸含在嘴唇上暫時不點燃，甚至可能把它夾在耳朵後面。這些行為都是因為他們已經感覺良好，預期尼古丁即將到來，所以多巴胺已經釋放了。當你外出參加社交活動時，你可能會注意到在還沒開始喝酒之前，手上拿著一杯葡萄酒的感

多巴胺釋放
帶來的愉悅感

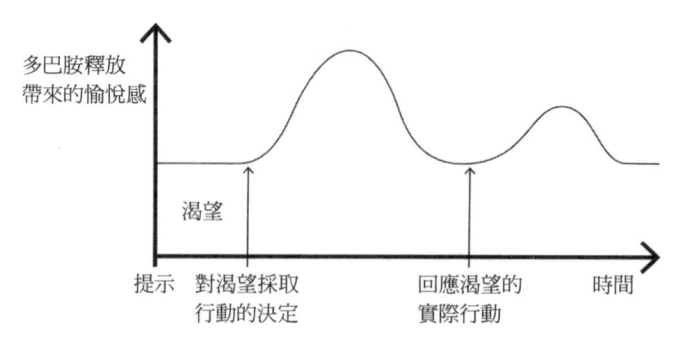

渴望

提示　　對渴望採取　　回應渴望的　　時間
　　　　行動的決定　　實際行動

一旦做出行動的決定（母親答應買糖果），大腦就會開始釋放多巴胺，帶給人一種擺脫渴望的快感。而一旦獲得獎勵的行動發生（吃糖果），大腦就會繼續釋放更多的多巴胺。

圖 16：愉悅程度的時間軸

覺，或是吧台上放在你面前的一品脫啤酒的感覺，這本身都已經令人感到愉快。

擲骰子

　　這種「預期」引起的多巴胺釋放也是賭徒賭博的原因。光是透過在賭場賭桌上下注，或拉動吃角子老虎機台的槓桿，他們就可以感覺到愉悅，因為多巴胺在他們預期會贏錢的情況下就會開始釋放。同樣情況也適用於人們在滑約會應用程式，或是向下捲動 Instagram 頁面時，因為他們期待看到令人愉悅的東西；這種獎勵的「可能性」本身，就會引發腦中多巴胺的釋放。

　　我們的每一個習慣都代表生活中的一個小行動──決定做某件事而非做另一件事。單一習慣很微小，但如果把我們花在習慣上的時間加總起來，這些大約會佔據我們日常所有行動的 45％。根據周圍環境

（提示）而採取的這些行動，構成我們目前身分的一大部分，而且是在我們有意識的大腦不需參與的情況下。

再強調一次，瞭解「習慣」對於生活的影響是相當重要的一件事，因為它會對我們的幸福和健康產生長期的影響。

習慣佔我們日常活動的 45%
習慣塑造了你我身分認同的絕大部分

好習慣／壞習慣

就像學會任何技能一樣，習慣也是透過重複而形成的。越常出現的習慣行為，就越會變得越發根深蒂固。最後，習慣就變成了我們的思考大腦不必介入的無意識行為。如果你的習慣很健康，而且對身體有益，這種習慣就會變成一種優點。想像一下，每天早上你都能順利跳下床，穿上慢跑鞋跑五公里，完全不必思考到底要不要出門運動；因為這項習慣已經成為你身體的一部分，也成為你身分的一部分。然而，壞習慣往往更容易養成，尤其是我們的生活環境中圍繞著那些已經瞭解我們多巴胺反應的企業。無論是超加工食品業、酒精、菸草或社群媒體，讓你迷戀他們的產品，才能符合它們的利益。如果某個習慣導致你偏離了自己真正想成為的那種人──也就是你心中理想的自己（本書第九章會更詳細介紹這一點），那麼這個習慣就是在影響你的幸福和健康。只有準確理解習慣如何形成，才能讓我們有更大的機會改變習慣。我們的第一個步驟便是確定這個習慣是什麼，以及導致你會依此習慣行動的觸發因素。

我們為何有意識？

請想像一群人走過城市街道。大多數人都處於「自動駕駛」狀態：他們知道自己要去哪裡，並且已經精通步行複雜路徑的任務。他們在人群中穿梭時，可能會在腦中經歷各種想法、擔憂或夢想等，但這並不影響他們走路的動作。只有當意外情況發生時，人們才會「醒來」：包括比較糟糕的嚴重交通事故，或者比較有趣的、打扮成小丑的男人擋住他們的去路等。只有在這種時刻，他們才從習慣模式轉變為意識模式。有意識的大腦負責處理這些難以解釋的情況，想辦法解釋它們，於是大腦會考慮以前的經驗，並嘗試預測必須採取的最佳行動。

大腦中斷其自動駕駛程序的另一種情況，就是為了解決「內部」爭端的時候。舉例來說，我經常發現自己在醫院便利商店的三明治櫃檯前站了很長的時間，因為我那有意識的大腦正在盤算每個三明治的味道會帶給我什麼感受，對我的身體來說會有多好（或多壞）。在這類情況下，大腦意識就像神經議會一樣，對不同的情況投贊成票或反對票，直到在鮪魚、雞蛋、火腿沙拉和鷹嘴豆泥餅三明治之間得到最後結果為止。這些小決定有時就是我一天之中所做的最困難決定！

良好的習慣包括定期運動、正常的就寢時間和充分的睡眠、定期閱讀、掌握財務狀況、定期烹飪、吃健康食品、處理人際關係以及與

朋友家人保持聯繫等。當這些固定活動成為你生活的一部分時，也會成為你身分認同的一部分。當你有積極正面的人生觀，你的外表也會有正向的改變。不過，你的習慣也可能對健康無益，也許你不喜歡運動（不愛運動應該不是天生的）、太晚睡，也因此太晚起床或整天無精打采；也許你晚上很少做飯，靠著速食和外賣果腹，漫不經心地吃零食，或是在社群媒體、電視上花了太多時間。我們可能會沉迷於酒精、加工食品和糖果、毒品、社交媒體或色情內容等。這些習慣如果經常被執行，當然也會成為你的身分，因為它們就是那一刻裡的真正的你。

未來的你

在本章中，我們可以瞭解到我們的身分認同——亦即真正的我們——會不停地變化，這一切都取決於我們的生活經驗和知識。我們的生活方式是由我們在這一生中養成的習慣所塑造的，其中有些對我們有益，有些對我們有害；不過只要瞭解我們的大腦具有的靈活彈性，就可以利用它來發揮優勢，因為我們知道自己並未陷入絕境！

在接下來的章節中我們會瞭解到，改變習慣的第一步，就是察覺到這些習慣。引發習慣行為的提示或觸發因素為何？是某個地方、某個物件、一天中的某個時間點或是某一個人？一旦這個習慣被觸發，又會促使你採取什麼行動？我們將學到如何透過讓習慣變得更明顯、更容易執行，來養成更好的習慣。只要學會如何做到這點，就可以慢慢地、一步一步地改變我們的生活方式，改變現在的自己。

最後，很重要的一點是，這種改變必需來自於內在。這句話聽起

來可能像某些經常被引用的老套建言,但它對於你能否成功改變習慣非常重要。在閱讀本書時,你可能已經改變了自己對這世界的一些看法,但我希望你能更清楚瞭解不同類型的食物對你的健康和體重的影響。你將更全面地瞭解某些食物訊號如何觸發你的身體增加體重,以及大腦的習慣如何塑造你的身分。這些知識將會改變你的身分,因為閱讀這本書的時候,你已經是不一樣的人了。這點會讓改變習慣的過程,變得更容易一些。

第八章
當心你的四周
環境如何造就我們

　　英國新冠疫情的封鎖帶來了相當驚人的直接影響。在醫學專家的建議下，政府將大多數人口居家監禁了幾個月。當時唯一能夠逃脫的方式就是戴上口罩，用酒精凝膠覆蓋雙手，然後出門去超市。我個人在這段時間裡經歷了一次「覺醒」，地點就在我家附近超市的蔬菜走道上。我很匆忙，不過那天是星期四，而且是晚上八點（人多的時刻）。就在突然之間，所有人都停下手中的動作，開始鼓掌（為辛苦的護士們）。我嚇了一跳，心裡覺得有必要暫停一下意識大腦的神經議會（正在結球萵苣和小寶石萵苣之間猶豫），跟著加入到群體行為中（因為其他人一直在看我）。問題是，當大家開始鼓掌後，沒有人願意成為第一個停止鼓掌的人——每個人都在評判著別人，也都感覺到自己正被別人評判著，情況有點像是殭屍電影中的群體動作場景。我還聽到遠處的鍋子走道開始傳來鍋碗瓢盆碰撞的聲音。鼓掌了大約十分鐘後，大家的手已經開始有點刺痛，於是這個超市裡新成立的「部落」漸漸停止鼓掌，很快又解散成個別的單獨購物者。媒體和政府改變行為的力量，確實令人印象深刻。

　　當封鎖結束後，倫敦街頭又開始出現人群，我記得自己那時清楚意識到疫情帶來的一些變化。我觀察人們搭乘地鐵的情形，確信當中有許多人在封鎖期間體重增加了很多；我不記得在封鎖之前見過這麼

多人必須與體重抗爭，這個現象確實令人擔憂。我還看到有人在地鐵站外一邊乞討、一邊狼吞虎嚥地吃著洋芋片，旁邊放了一個寫著「我很餓」的牌子——而且他還是個「過胖」的乞丐。當我經過 Nike 商店時，也注意到他們用較胖的模特兒來取代過去的普通模特兒，還在上面展示專門設計的、尺寸更大的運動衣。店家附近的磚牆上，一位塗鴉藝術家畫了「謝謝 NHS」（National Health Service，即英國國民保健署）。戶戶送（Deliveroo，英國線上點餐平台）外送員的數量也驚人地增加；在疫情封鎖之前你偶爾才會看到這些外送員，但現在他們無所不在。這群外送員穿著有公司標誌的淺綠色制服，旁邊放著他們騎的自行車或摩托車，一起聚集在當地的連鎖速食店外，懷疑地注視著馬路對面穿著「Just Eat」（另一間線上點餐平台）橘色制服的外送員裝載著令人上癮的外送食物。這個世界已經發生變化，而且不是好的變化，至少對我們的腰圍而言確實如此。

這場疫情對大多數人的生活方式產生了深遠的影響。不僅改變了人們的居住空間，也改變了我們與他人的互動方式。當這些改變強行發生後，也同時改變了人們的許多習慣。去健身房（被禁止）運動等良好習慣，被老待在家裡和吃垃圾食物等壞習慣所取代；雖然有許多人的做飯次數增加了，但大多數人仍然依賴速食品和加工食品；許多人為了安慰和無聊而吃東西，人們也已經習慣只需按一下手機上的按鈕，就能輕鬆訂購外送直達家門口。這些新的不健康飲食和生活習慣，可能是疫情封鎖造成的。然而，正如我們現在所知，習慣一旦養成了就很難改變，它不僅改變了你的行為，還會影響你的長期健康。

我有許多患者都說疫情期間的封鎖，是導致他們體重增加的原因。儘管他們盡了最大努力，仍然無法改變封鎖期間暴增的體重。在

此期間，大約有 40%的英國人，體重無法控制地增加，胖了大約 5 至 10 公斤。所以封鎖的後果便是整體人口變得更胖、更不健康，也更不快樂。

這一切看起來雖然令人非常沮喪，但也透露出一線希望。因為它證實了我們的習慣是由環境塑造的。按照相同邏輯可以得知，如果我們改變自己的環境，也可以隨之改變我們的習慣和健康。

大企業嘗試用哪些方法控制你的飲食習慣？

如果我們瞭解自己的食物環境，以及它是如何塑造我們的習慣（進而塑造我們）的話，當我們開始改變自己的習慣、嘗試成為想要的樣子時，必將佔盡優勢。讓我們回顧一下多巴胺的獎勵途徑，瞭解食品工業如何與大腦習慣相互作用。

食品業的優先事項

首先要記住的第一件事是：超市、加工食品製造商和速食店（即食品業）有兩個共同點。他們希望向人們出售更多「利潤更高」的商品，並且希望我們一次又一次地回購這些商品。食品業的初衷並非讓人們變胖或不健康，然而不幸的是，可以讓這些公司賺到最多錢、最可能被購買的食品，會對我們的新陳代謝產生不良的影響。而且加工食品是由廉價原料（糖、麵粉、植物油）製成的，它們不會像新鮮食物那樣很快就變質，因此利潤還會更高。

大腦的優先事項

　　第二件我們要記住的事是：我們的大腦到底如何運作。大腦會不斷從周圍環境中尋找線索，找出最能滿足我們核心渴望的事物。如同我們在上一章所說的，食物可以滿足許多這類基本需求，吃下任何類型的食物都會刺激多巴胺的分泌，為我們帶來快樂。而且肚子越餓，得到的快感獎勵就越多。但我們也已經知道，跟天然食物相比，含有更多糖和油的食物，以及那些具有完美口感的食物，都會刺激更多的多巴胺分泌。這就是為何在吃的愉悅享受上，超加工食品比新鮮食物更具優勢的原因。當我們感到飢餓時，如果要在一顆蘋果和一條士力架（Snickers）巧克力棒之間做選擇，通常很容易猜到贏家是誰。食品公司希望我們吃下更多他們的食物，這樣大腦就會開始把他們的產品和快樂相互連結。

　　請記住，一旦大腦瞭解某種食物帶給我們的快樂後，它就會在周圍環境中努力尋找與該食物相關的線索或觸發因子。於是當你看到相關訊號時，就會開始渴望食物帶給你的快樂。每當看到這些訊號，你的內心就會像看到收銀台上閃閃發亮、色彩繽紛的糖果包裝而尖叫的孩子一樣。食品業者充分瞭解到人們這種不成熟的食物渴望，所以他們一有機會就會努力嘗試觸發它們。

食物廣告──觸發在你心裡的尖叫小孩

　　我們的世界充斥著超加工食品廣告。這些廣告作用在我們無意識的大腦上，改變了我們的飲食內容和生活方式。我們不斷感到自己就

> **買一送一**
>
> 超市讓我們迷上某種產品的方法便是「買一送一」。經過計算，食品業者得出這些優惠並不會影響該產品未來的銷售（即使你在本週能以優惠價格買到這種產品，當你下週來到店裡時，並不會因這項產品恢復原價而堅持不買）。當這類產品賣得更多時，根據大腦獎勵的關聯性（愉悅感），一定會有更多這類商品被吃進肚子裡。而一旦我們的無意識大腦學習到該項產品與獎勵有所關聯時（變成習慣），你就會在看到或聽到任何關於它的提示時渴望食用該商品。只要期待著吃下這類食物的多巴胺釋放，我們便會根據自己的渴望而採取行動。

像結帳走道上尖叫的小孩，被美食樂趣的誘惑無情轟炸，不斷屈服。食品公司瞭解這點，他們知道為超加工食品做廣告，就是增加銷量的絕佳方式。光是 2016 年，美國就有二萬家食品、飲料和餐飲公司，花費超過 130 億美元在廣告上。兒童平均每年會看到四千個以上的食品廣告，而且還不包括社群媒體上的廣告。

食品製造商使用彩色商標作為提示，引發我們對他們產品的聯想，並渴望它們。食品公司的商標經常使用紅色和黃色，因為紅色與危險相關，可以吸引我們的注意力（想像一下道路上豎立的紅色「STOP」停車標誌）；黃色則是一種明亮歡樂的顏色，可以帶來快樂的感受。紅色和／或黃色在麥當勞、肯德基、可口可樂、溫蒂漢堡、

必勝客、達美樂和漢堡王的醒目商標中，都相當突出。

這些速食公司已經逐漸意識到，許多民眾擔心這些產品會讓他們發胖，而且不健康。所以他們也會提供一些健康的餐點選項，讓顧客盡量消除這些負面看法。然而一旦顧客進門後，在健康食物和更美味的超加工食品之間做選擇時，通常只會有一個贏家。同樣情況也適用於超市——你可能也注意到，許多超市都貼有色彩繽紛的新鮮水果和蔬菜圖片，以及許多好看、健康的人們在選購商品的海報。我們渴望這些新鮮食物，也希望保持健康和瘦身，然而一旦你走進超市，就會立刻被美味的人造超加工食品以包裝、罐頭和瓶身上的彩色廣告和健康聲明輪番轟炸。所以當你經過水果和蔬菜區並陷入猶豫時，在你大腦裡的尖叫小孩就會開始接管，因為你很難抗拒那些已知會讓我們感覺很棒的食物。若你確實打算抵制它們，渴望就會演變成內心的暴躁、缺乏滿足和空虛感。

即使待在家裡，我們仍會被超加工食品廣告包圍，從電視廣告一直到社群媒體廣告等。美妙、嶄新、色彩繽紛的漢堡照片，看起來味道鮮美，不斷吸引我們——讓我們想像吃到它們的感覺，於是渴望循環再次啟動；而當我們在社交媒體上瀏覽健康的飲食觀念時，速食廣告就會隨之跳出，被大腦自動吸收。

就連奧運、世界盃這樣的著名體育賽事，食品公司也常霸佔版面，吸引我們的目光。速食和軟性飲料公司通常會站在「贊助」這些活動的最前線——作為品牌形象的一部分，他們希望自己的產品能與健康、體態良好的人關聯在一起。在可口可樂廣告中，大家應該不可能有一支完全沒出現健康、快樂和美麗的人們喝可樂的情況吧。然而現實情況卻是，許多人無可救藥地沉迷於這種甜甜的含糖

172 How to Eat（and Still Lose Weight）
A Science-Backed Guide to Nutrition and Health

> 「喝水！」
> 2020 年歐洲足球錦標賽發生一個有趣的「廣告置入」出錯案例。看起來健康且體態良好的克里斯蒂亞諾・羅納度（Cristiano Ronaldo，C 羅）在對匈牙利的首場比賽前，在他坐下來參加新聞發布會時看到兩瓶可口可樂放在正前面。影像中他臉上的表情顯然不太開心，因為作為健康生活方式的倡導者，他並不想跟可口可樂有任何瓜葛。於是他在鏡頭前，直接把這兩瓶可樂移走，藏在鏡頭拍不到的地方。接著他拿起一瓶礦泉水，用葡萄牙語向世界媒體致意：「Agua!」（水）。這項強而有力的聲明迅速傳開，當天下午，可口可樂的市值下跌了 40 億美元。
> 請想像一下，如果頂級運動明星和媒體人物更常展示選擇健康食品而非加工食品所能帶來的正面影響。

飲料，最後讓自己的身材看起來與廣告中的人物完全相反。世界知名的運動明星也會因為與超加工食品廣告的關聯，賺到大筆代言費；就算他們本人並未直接獲得報酬，贊助運動賽事的產品或商標也經常出現在他們附近。

輕觸按鈕

獲得渴望食物的「難易度」，也是決定你是否要採取行動獲得

獎勵的重要因素。如果你住在鄉下，可以在電視上看到速食廣告，卻必須開車一個小時進城才能滿足渴望，你便不太可能遵從渴望採取行動。然而如果這種獎勵唾手可得，只需付出最少努力即可獲得的話，你便更可能根據自己的渴望採取行動。這就是為什麼戶戶送或 Just Eat 等餐飲外送公司，喜歡贊助時下受歡迎的電視節目或體育賽事：在節目的廣告時段裡，他們會努力誘惑你拿起手機訂餐。因為這就像「用最小的努力，獲得最大的多巴胺獎勵」，毋須思考，即可遵從渴望採取行動。

食物的讓分賽馬

得到大量廣告支援的食品，在吸引注意力和消費的競爭中佔有巨大優勢。我們可以把食物選擇想像成一場賽馬，在「讓分賽馬」（Handicap Horse Race，亦有譯為障礙賽馬）中，一般會讓跑得快的馬加上較重的配重，速度較慢的馬則賦予較少的配重。[1] 這樣的「讓分」形式可讓比賽更具競爭性，讓任何賽馬都有獲勝的機會。但是，如果讓速度較快的馬掛載最輕的重量，速度較慢的馬卻承受較重的重量，結果會怎樣呢？速度較慢的馬根本沒有獲勝的機會。

從某種程度上看，我們的飲食環境就像一場「反向」的讓分賽馬。超加工食品——相當於快馬——被設計來讓大腦覺得這些食品比吃下天然食物更有愉悅感。也就是說，雖然我們知道吃蘋果比吃士力

---

1 譯注：英國賽馬管理局有一個讓分小組，負責依據年齡、比賽成績來評斷讓分賽馬裡的每匹賽馬需附掛多少配重片。

架巧克力更健康，但我們卻更喜歡吃士力架。因此，超加工食品等於比新鮮食物具有更多非自然的「人為優勢」。此外，在我們四周充滿了超加工食品的商標、廣告和各種贊助，更使超加工食品在吸引人們注意力這方面比新鮮食物更強勢。而在我們決定食物的每次競賽中，通常只會有一位贏家。

就飲食環境而言，請各位記住：我們大腦的注意力不斷受到這種形式的「讓分比賽」所操縱，其代價就是犧牲我們的健康和腰圍，以便讓食品公司得到最大利潤。你還記得上次看到天然食物的廣告是什麼時候嗎？告訴各位，它們幾乎不存在。我記得很多年前曾在倫敦的公車車身上看到香蕉廣告；我當時甚至驚訝得拍了一張照片。

揭開加工食品和速食的神祕面紗

請想像一個不存在超加工食品廣告、商標和贊助的世界；食用色素和食用香料也被禁止，因為它們被認為對人類健康有害。於是當你進入超市時，超加工食品被包裝在灰色盒子和罐頭中，沒有鮮豔色彩或強調健康的聲明。在平淡無奇的包裝上，唯一資訊就是其中包含的一長串成分。而新鮮和天然食物（不是加工食品）的鮮明廣告充滿在我們四周，上面帶有真正的健康聲明：「含有抗發炎和抗氧化的植化素成分」、「延長壽命」、「降低癌症風險」。此外，在麥當勞、漢堡王和肯德基櫥窗中，那些超加工食品的明亮海報都被灰色海報所取代。你在這些速食店購買的食物，看起來也都是灰色的，味道油膩且人工（因為不添加色素或調味劑）。當你瀏覽社群媒體時，你收到的是大量有關如何烹飪美味天然食物的作法，而新鮮食物配送的手機應

用程式更讓我們只需按一下螢幕上的按鈕，就會馬上送來一盒美味的天然食材。

　　如果這種世界真的存在，會是什麼情況？你自己的食物選擇，以及更廣泛人群的食物選擇，將會變得截然不同——超加工食品不再能透過廣告或是影響大腦的生物學研究，獲得不公平的優勢。環境對我們影響很大，但是當我們能夠看到食物環境的真實面目——亦即純粹以商業利益為前提，目的是以犧牲健康為代價來引發渴望——這麼一來，我們就已經開始看見勝利的曙光。

第三部
平衡

如何改變習慣並改善健康

第九章
改變與控制

「冠軍不是在健身房培養的，冠軍是由他們內心深處的東西所組成的─渴望、夢想、願景。」

——穆罕默德・阿里

前往格拉斯哥，M1 高速公路，2022 年 9 月

我和十八歲的女兒，首次進行了我們有史以來最長的開車旅行。因為她獲得在格拉斯哥大學修習經濟學的機會，為了裝載她的所有家當，我們必須開車（不能搭火車或飛機）。Google 說從倫敦開車過去要七小時。於是在早上 7 點，女兒以一貫的效率讓我做好準備，坐在了駕駛座上。

當時正處於舉國哀悼的時期，敬愛的伊莉莎白二世女王於當週稍早過世，廣播電台、甚至流行音樂電台，都在播放緩慢悲傷的音樂。當我們飛馳行經單調的鄉鎮和城市，穿過英格蘭中心地帶時，一切都顯得很奇怪，就像這個世界正在改變。英國突然有了一位新國王，而且連他也感到哀傷。

這趟旅途規劃了幾個停靠站，第一站即將到來。我們稍早討論過早餐想吃點什麼，也做了幾個最終提案，現在我們真的都餓了，問題

卻還是一樣，到底要吃什麼？

旁邊的大路標顯示最近的服務區距離為十五英里，標誌上有又大又明顯、讓人感到熟悉的金色雙拱符號，簡直就是聰明廣告人的完美伏擊，巧妙利用了我開車時的茫然感和越來越強的飢餓感。

「我在想要不要吃麥當勞早餐？」我終於說了。

「爸，你不能吃麥當勞，你必須吃得健康，才能給人們樹立好榜樣，」我女兒開玩笑地說。

「但是那個標誌就是給我的提示，」我告訴她。「我現在很想吃早餐，而且我可以品嚐到麥當勞的鬆餅和咖啡……我必須採取行動……不過如果我控制住這種渴望的浪潮，它就會消失。」我側過眼又瞄了一下那面路標。「爸，這種渴望一整天都不會消失的。」

我回答：「好吧，如果我用健康但又能給我獎勵的動作，替代吃下不健康早餐，會變成怎樣呢？」其實這就是長期改變行為的方法，也是我為了下一本書所做的研究。

我女兒停止瀏覽 Instagram，抬起頭，翻了個白眼說：「是啊，到底會變成怎樣呢，哈哈。」

十分鐘後，要吃什麼的問題依然懸而未決，最後我們漫不經心地（一直在批判自己糟糕的食物選擇）吃掉了眼前的麥當勞早餐。

直到我看到雙拱標誌之前，我都還在考慮早餐的食物選擇。後來我變得像個機器人，被廣告人的節奏控制。提示（雙拱標誌）、獎勵（品嚐和感覺良好食物的習慣）、行動（靠近並走到櫃檯），一切過程都太容易了。

然而，我們該如何改變飲食方式，抵抗這些吃下不好的食物、從事不健康行為的渴望與誘惑呢？我們如何才能擺脫這種獎勵循環，並

真正改掉不健康的行為呢？

我決定向我的好朋友薩默（前面提過的新生活方式聖人）諮詢這些問題。薩默是我診所裡的阿拉伯語翻譯，他不靠手術或藥物就減輕了 50 公斤，並且已經維持十年沒有復胖。我原先就預訂在那晚飛往阿拉伯聯合大公國，安排好與他碰面。

阿拉伯聯合大公國，艾因駱駝市場，2022 年 9 月

我們約在艾因郊區的駱駝市場，旁邊毗鄰廣闊的空地，也就是眾所周知的魯卜哈利（Rub' al Khali）沙漠。只要沿沙漠公路從杜拜開車前往綠洲小鎮艾因，就會瞭解駱駝在阿拉伯文化中的重要性。這趟路沿途會經過駱駝醫院和駱駝賽道。魯卜哈利沙漠長 1,000 公里，寬 500 公里，夏季氣溫可達攝氏 50 度（華氏 122 度）；在工業時代之前，人類穿越如此荒涼之地的唯一方法，就是藉由駱駝的幫助。獨特的新陳代謝方式讓駱駝可以在沒有水的情況下生存十五天，牠們駝峰中的脂肪被用來提供能量，而這種產能反應的副產品（水），可以幫助牠們生存下去，亦即駱駝可以用脂肪製造水分。

天氣一如既往地炎熱。市場上的駱駝被主人關在不同的圍欄裡。薩默為我指出深色的阿拉伯聯合大公國希扎米駱駝（Emirati Hizami camels），牠們因多汁的肉和有益健康的駱駝奶而備受推崇。接著也看到光滑的黃色賽駱駝，以及美麗的沙烏地駱駝和葉門駱駝。他還告訴我，我可以花大約 500 英鎊買一隻駱駝，讓我腦中閃過買下一個沙漠牧場並擁有一小群這種美麗生物的念頭。

我們討論了我去格拉斯哥的路上的「速食」經歷，以及應對這

些渴望的最佳方式。「你知道嗎，安德魯博士，這跟意志力無關，而是跟你到底是誰有關。」他指著一群希扎米駱駝，說，「你應該不會指望這些駱駝跑得很快。」接著，他又指向一個關著賽駱駝的圍欄，「也應該不會認為這些駱駝的肉很美味。」當某個人決定過健康生活時，如果他的內心深處怨恨這種生活方式，並且懷念舊的生活方式，那麼一切都會很困難，因為他正試圖扮演一個與他內心不符的人。但如果一個人決定要成為健康的人，想要滋養並滿足自己的身體，他就不會受到不健康選擇的誘惑。他會尋找好的食物，會改變他的生活，讓他更容易過著健康的生活方式。他的思想必須先改變，他的行動才會變得輕鬆。最後，他的身體會呈現出與他的思想相符的健康外觀。如果他不先改變思想，他的意志力必然會失敗，壞習慣就會重蹈覆轍。

薩默解釋他過去多年來一直專注於減重這項目標，但卻屢屢失敗，因為他認定自己的意志力不夠堅強。「我就像一頭希扎米駱駝，想要跑得很快，但那並不是我。後來我慢慢瞭解到，改變必須來自內在才行。一旦這種信念萌芽後，接下來的一切就變得容易了。如果餓了，而我唯一能吃的食物是速食漢堡的話，我也不會吃下它。」他轉頭遞給我一根菸（這是他唯一剩下的不良習慣），我拒絕了他的菸。「你看，安德魯博士，你很容易拒絕菸，因為你不抽菸。你從沒想過要抽菸，所以你從來不會受到誘惑，因為你不是一個吸菸者。然而如果你剛戒菸的話，情況就會不同；你會受到誘惑，意志力會受到考驗，因為在內心深處，你仍是個吸菸者。」

你的身分與你的結果

薩默告訴我，努力維持減重以養成健康的身體，過程就像下一盤棋，必須仔細推敲每一步。他因為瞭解到改變必須來自內心，所以最終將死對手，贏得比賽。

當我們想要改變某件事時，通常會傾向專注於我們想得到的「結果」。例如你可能會說「我想跑馬拉松」或「我想減掉 13 公斤的體重」。於是你專注於目標，亦即最後達到的成就。但這種「目標第一」的心態會把你的幸福感延遲到未來，亦即拖到跑完馬拉松或減到理想體重時。我們試圖透過意志力來實現目標，但你很可能並不喜歡這些行動，所以你的目標是透過「犧牲」來完成的。

然而只要改變心態，從「追求特定成就」轉向「改變身分」的話，實現目標就會容易得多。你的目標不再是想跑馬拉松，而是先成為「可能」跑馬拉松的人，亦即先成為一位跑步者就好。當觀點發生這種轉變後，你就很容易進行日常跑步，因為這才是你真正的樣子。當你這麼做的次數越多，你的行為（或習慣）和你的身分就越一致。最後，你將擁有與「跑步者」身分相符的身體和健康狀態。

同樣地，你的目標不是減掉 13 公斤的體重，而是專注於成為可以輕鬆減掉這些體重的人。也就是說，你會成為一個能自己煮飯、不吃零食、不吃加工食品的人。這些具體行動最後將使你更容易實現目標——你或許會抽出時間為自己（也許還有家人）做飯，因為這就是現在的你；你也不會渴望吃那些不好的食物，不會叫外送到家裡吃，因為那已經不是你了。

藉由專注在達成目標所需的「身分」上，你可以享受整個過程，

身分驅動的習慣
享受過程

動機　專注於自己　目標

過程
逐步養成良好習慣，
增強實現目標的動機。

目標驅動的習慣
專注於目標

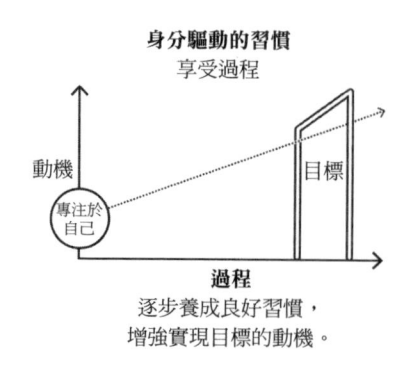

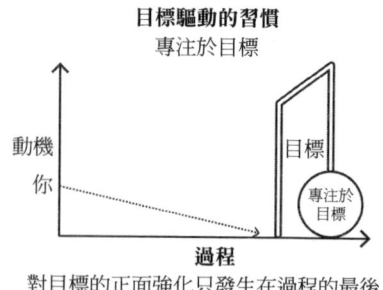

動機　你　專注於目標　目標

過程
對目標的正面強化只發生在過程的最後，
因此需要非凡的意志力來達成目標。

圖 17：身分驅動與目標驅動的習慣

擁抱整個過程，同時你的新習慣也會變得越來越根深蒂固。

為了促使改變的過程更容易一些，你可以回答以下問題：

- 你想要達成什麼目標？
- 什麼樣的人（身分）能夠輕鬆達成這個目標？
- 列出這樣的人（身分）會在你的日常生活中實施的五項小改變。

如果你專注於目標（想實現的目標，例如減重多少公斤）而不是專注於你的身分（你是怎樣的人），就代表整個過程（你的行動）必須依賴動機和意志力。而如果你能夠接受以實現目標者的「身分」來行動的話，整個過程就會變得更容易、更愉快，也更能持續。

讓新習慣的形成變得更容易

我們在第七章學到了「習慣循環」，亦即大腦會不斷尋求下一

步該做什麼，才能獲得多巴胺獎勵。這個過程的開始是來自某種提示或觸發因素——環境中的某些事物，或是一天中的特定地點、時間等。當大腦想到其中的關聯時，便會開始渴望這種獎勵。如果該習慣夠強或是獎勵很容易獲得的話，我們就會以相關行動回應渴望，以獲得獎勵。

提示→渴望→回應→獎勵

我們都知道習慣是在生活中養成的，可能來自我們的環境、家人和朋友等——如果你的大部分習慣都屬於好習慣，那可是非常幸運的。事實上，有許多習慣並不適合我們卻一直存在。習慣佔了我們整體行為的 45％，因此是身分認同的重要組成部分。然而我們知道，當環境改變時（例如在疫情封鎖期間），人們的習慣也會發生變化。

瞭解習慣如何運作以及如何改變它們，便能為我們的生活帶來永久性的強大力量。正如我們在前面說過的，加工食品影響你的身體，劫持大腦的獎勵途徑，讓你養成不健康的習慣；而這些知識可以藉由賦予你對所吃食物的新理解，引導我們改變自己的身分認同。有了這些新的知識，改變習慣就不再是一件消耗意志力的苦差事，而會變成你的核心身分認同所渴望的事情。透過習慣的改變，會使你的體重錨轉向更健康的區域，讓你能夠順利減肥，你身上的任何發炎症狀都將得到改善。也就是說，當你的新習慣與你的新身分一致時，你就會對自己的情況感到滿意。那我們到底該如何改變習慣呢？

首先，你必須能夠辨識出導致某種習慣的「習慣循環」，更重要

的是瞭解該習慣的相關提示，以及你對提示的回應。例如，你的習慣是早上刷牙，那麼刷牙行動的提示，可能就是來自起床後看到浴室鏡子旁邊的牙刷和牙膏；而如果你的習慣是在下班回家的路上吃速食，那麼去吃速食的提示可能就是來自你經過餐廳時，在餐廳櫥窗上看到的彩色廣告（或標誌）。

下一步，便是決定這個習慣的去留：它是你想保留（並重複更多次）的好習慣，還是你想改變的壞習慣。壞習慣是指與你想成為的身分不符或不合適的習慣。如果執行該習慣會你感到不快樂或不舒服的話，這個習慣就很可能是個壞習慣。

我們在第七章談過，大腦會記得任何類型的習慣。在停止執行某種習慣後，隨著時間推移，神經路徑可能會減弱或變得雜草叢生，但它們永遠不會消失。因此，克服壞習慣最成功的方法，就是用一種與你身分相符的好習慣取而代之。要做到這一點，我們必須消除壞習慣的暗示，來讓壞習慣變得較不明顯，並讓透過該習慣行為獲得獎勵變得更加困難。例如，為了改掉下班回家路上吃速食的習慣，你可以改變回家路線，這樣就不會在經過速食店時被誘惑或觸發這個壞習慣；也許你也可以在下班前半小時先吃一點健康零食，來緩解每天在這時候的飢餓感。或者，如果你的壞習慣是晚上浪費太多時間看網飛節目，而你發現自己這樣做的觸發原因是下班回家後立刻打開電視，那麼你可以想辦法讓自己的身體更難以執行此項操作，像是變更家具的擺放位置，讓沙發不要面向電視；或者你也可以拔掉電視和有線電視盒的插頭，讓每次使用都得重新設定，也可以把遙控器放在不同房間。這些做法都會讓下班後懶躺在沙發上打開電視的過程變得更加困難，因為過程中的複雜度增加了。

如果你想用好習慣取代壞習慣，就要讓好習慣變得更方便、更容易執行。而且完成動作也必須有獎勵，否則大腦不會啟動習慣循環。例如，當你下班回家時，你已經把想讀的有趣書籍放在隨手可以拿起的地方。又或者，你已經在廚房擺了一系列芳香花草茶來誘惑自己，杯子也已經放在旁邊了，甚至還可以在茶中添加少量蜂蜜，為自己帶來獎勵的感覺。透過這種對於家庭環境的簡單改變（更換家具位置和拔掉插頭），就可以讓一個與你的身分不符的習慣變得更難執行，而讓一個正面的好習慣（邊讀書邊喝美味的茶），變得更明顯也更容易執行。

要改變所有我們已經確定的習慣，都需要考慮以下因素：

	好習慣	壞習慣
提示	更明顯，容易看到	不可見，更難看到
渴望	更具吸引力	減少吸引力[1]
回應	容易達成	較難達成
獎勵	更滿足	較不滿足[2]

讓我們來看另一個改變環境導致習慣改變的例子。請想像你是為了跑馬拉松而訓練的選手，你制定了每週的跑步時間表，並且規劃好每次跑步的路線。為了進一步減少妨礙，你還要確保跑步裝備乾淨備妥，放在床邊方便更換，你的跑步鞋也已在門口放好，這些視覺提示都讓跑步行動更可能也更容易開始。為行動規劃特定的時刻（提示），

---

1 原注：讓身分改變的新知識，會讓這些事情變得更容易。
2 原注：讓身分改變的新知識，會讓這些事情變得更容易。

會讓這項行動更可能執行。你還可以規劃跑步後的獎勵，為完成行動準備一些美味健康的飲食。這些準備工作，都可以讓你更輕鬆地完成跑步計畫：你已經有了提示，跑步時間和路線也已經規劃好，備妥裝備也減少了執行動作的妨礙，最後還有獎勵在等著你。

那麼那些決定改變飲食習慣，減掉13公斤體重的人，該怎麼辦呢？如果他們已經開始試著認定自己的身分是健康飲食者，可能就不太會想吃加工食品和甜食；也許他們的身分變化會像薩默一樣強烈，以致對這類食物產生厭惡。但為了減少壞習慣的發生，他們也可以設法消除那些可能引起大腦對不健康食物的享樂渴望提示，例如丟掉家裡現有的加工食品，並且改變日常的購物習慣，避免去超市，就不會被鮮豔美味的現代食品誘惑。如果負擔得起，他們還可以線上購買天然食材，直送到家（並用省下的時間做飯）。不過他們應該會想刪除手機上的戶戶送、Just Eat 和 Uber Eats 等應用程式，讓購買外送餐點變得更困難。一旦瞭解自己為何會受到食品廣告的轟炸，就能意識到這些廣告試圖帶給我們的感受，並認清這些廣告只是生活世界裡的一部分，讓它們成為背景噪音。

為了讓新的好習慣更容易堅持下去，你還可以在家裡擺滿健康蔬菜、肉類、魚類和乳製品。可以在冰箱裡準備一些健康零食，預防感到「嘴饞」的時刻。最好還要確保水果盤上展示了多種顏色的新鮮水果，放在廚房裡的顯眼位置。你還可以事先規劃好要煮什麼食物，以及做什麼樣的料理；備妥所有真正的香料香草，讓飯菜的味道更好。如果你不太忙，並且有能力負擔時，也可以經常光顧當地的肉販或魚販，瞭解這些食物和烹飪它們的最佳方式。甚至可以到當地市場親自挑選水果和蔬菜（同樣是在時間和經濟上許可的情況下）。你還可以

規劃好一整週的午餐，並在每天外出工作時把這些食物帶到辦公室當作午餐。

重複勝過強度

改變你的個性，成為你想要成為的那種類型的人；改變你的環境，增加壞習慣的阻力並減少好習慣的阻礙。如此便可帶來奇妙的長期結果，因為你的新習慣將成為你的新生活方式。開始新的習慣可能相當困難，因為要形成一個新習慣，就必須重複。當某個動作執行越多次，該動作的神經路徑就越能在大腦中根深蒂固。

從這方面來看，「重複」是最重要的關鍵。就算你只執行某個動作五分鐘，也能訓練你的大腦期望每天都執行這個動作。新的動作不該讓人覺得是任何類型的努力或犧牲，以每天五分鐘的跑步開始訓練，絕對會比馬上嘗試令人筋疲力盡的五公里跑步要好得多。覺得痛苦或不愉快的行動，會更難以重複。

如果你打算定期上健身房的話，請嘗試每天準時起床，換上健身裝備前往健身房。就算只進行輕微鍛鍊，或甚至只使用桑拿室或蒸氣室也可以。這種「重複」可以鞏固上健身房（以及設法找時間去）的習慣，以及在動作結束時獲得獎勵的習慣。事實上，不該在健身房做的事情在現實中經常發生，例如許多人上健身房的第一天，都是在新私人教練（通常無需資格）的陪伴下度過。他會非常高興地指導你完成各種不適合你的配速配重，直到你摔倒為止。這些運動帶來的疼痛（以及第二天的身體僵硬）會被你的大腦記住，讓你沒有動力去重複這種痛苦的經歷。

重複同一個動作,即使每天只有很短的時間,也更有可能形成習慣

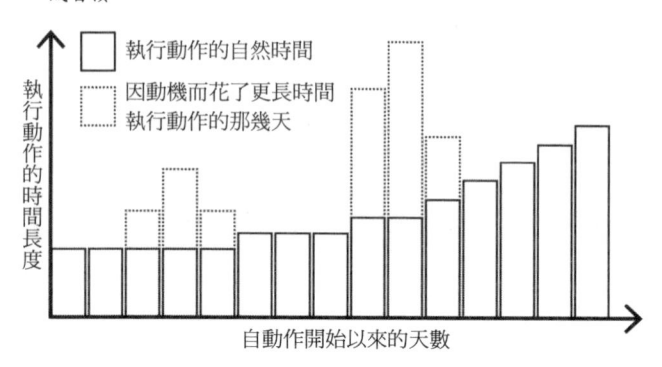

[圖表：X軸為「自動作開始以來的天數」,Y軸為「執行動作的時間長度」。圖例：實線方塊=執行動作的自然時間；虛線方塊=因動機而花了更長時間執行動作的那幾天]

圖18:重複可以強化習慣

重複相當重要,因為當你決定開始一項動作後,即使每天只進行五分鐘,都可以鞏固習慣的形成,因此要請你盡量不要跳過任何一天。隨著動作重複,該動作的持續時間(你每天花在該動作上的時間長度)將會增加。而隨著時間推移,該動作(無論是跑步、去健身房或晚上下廚做飯),將不再需要大腦有意識的決定來執行。就像刷牙一樣,它將成為你日常生活的一部分。

追蹤習慣

為了讓你更有可能持續重複同一個習慣,最好能有一個「視覺提醒」來提示你在這個習慣上的進展。「習慣追蹤表」可以激勵你繼續維持良好習慣,並提醒你目前已取得的成就。

傳統上,追蹤表可能只是在你的桌曆上打勾或打叉(或畫上笑臉)。不過現在的「習慣追蹤」手機應用程式已經相當普遍(因為那

確實有效），因此你不僅可以買到各種實體的習慣追蹤筆記本，也可找到各種智慧型手機應用程式，提供進度追蹤和回饋。當然，你也可以簡單地在筆記本裡製作自己的習慣追蹤表格，或是在電腦上以 Excel 表格來製作。

動作	11月1日	11月2日	11月3日	11月4日	11月5日	11月6日	11月7日	11月8日	11月9日
作便當	X	X	X	X		X			
沒吃零食！	X		X	X	X				
跑個步	X	X	X	X	X	X			
睡眠充足	X	X	X	X	X				

　　我個人最喜歡的習慣追蹤方式相當視覺化；那是個「習慣罐」（habit jar），每次跑步後，我都會在裡面放進一顆彈珠。我的目標是連續跑步三十天（有時只跑五分鐘），亦即在玻璃罐裡存滿三十顆彈珠。每當我完成跑步任務後，都會從馬克杯裡拿出一顆彈珠放入習慣罐中。你可以用任何喜歡的東西加到習慣罐中：彈珠、硬幣、迴紋針，無論手邊有什麼都可以。

　　習慣追蹤的終極優勢便是：這種幫追蹤表添加進度的行為，無論是在桌曆上畫個十字、在筆記本上的一個正方形區塊著色，或是像我一樣把彈珠放入習慣罐等，這類行為本身就是一種獎勵，讓該行動更有可能重複。

多久才能養成好習慣或改掉壞習慣？

每天重複一項活動或動作，最後將使其成為習慣。習慣就像是你在日常生活裡無意識的部分，通常由提示來引發，並會帶來一種愉悅的獎勵感覺。但一個行為需要持續多久才能成為習慣呢？研究顯示，習慣的形成可能需要花上二十到二百五十天的時間。我們通常會說養成習慣的平均時間是六十六天，亦即如果你執行某個動作六十六天，就有50％的機會讓它變成一種習慣。當然，如果你執行該動作的時間超過六十六天，機會一定更大。而當它成為一種習慣時，你自然就會知道，因為這會變成一件你不必特別激勵或提醒自己就自動會去做的事。

抵抗誘惑

那要如何改掉壞習慣呢？好吧，首先請各位瞭解，「壞習慣永遠不會消失」。這些獎勵途徑，正如各位所知，已在你的大腦中根深蒂固，不過你確實可以用更健康的獎勵途徑來取而代之。有人說大約需要三十到六十天的時間，壞習慣的誘惑才會逐漸消失，因此你必須持續努力，避免那些觸發舊習慣的提示。

在《新約聖經》中曾提過一個清除腦中壞想法和誘惑的「時間框架」，亦即耶穌在「猶大曠野」裡孤獨度過了四十天，最後成功抵抗了魔鬼的試探。

你的族群

人的一生中有許多習慣是從家人、朋友或同事那裡學來的。人類非常善於以模仿行為來融入當前的群體，因為在社會期望的鼓勵下，我們感覺自己有義務融入群體。最後，我們所模仿的群體行為也會成為習慣，成為我們的一部分。

社會環境對習慣的形成有很大的影響。在你努力讓自己適應改善的身分以及新的生活方式時，如果可以加入一群和你身分相符的人群，或與他們成為朋友，你的努力會更容易成功。所以，如果一位酗酒者試圖戒酒，他就必須遠離那群酒吧裡的朋友，尋找一些不會酗酒的新朋友；而想要戒菸的吸菸者，必須放棄在辦公室外的嚴寒中與同樣尼古丁成癮的朋友快速抽根菸的友誼。同樣地，如果你結識一群與你自己的身分相符的新朋友，無論他們是跑步者、健身房朋友還是當地烹飪班的人，都會讓你感到更加自在，更有可能成功實現你的目標。

現在的力量

在遙遠的過去，以狩獵採集為生的祖先們，經常生活在半飢餓狀態下，無從確定未來的食物供應情況。在農業出現之前，人們永遠無法確知下一餐要從哪裡來。這就是為何我們的大腦傾向於選擇「此時此地」可用的東西，而不是「將來」可能可用的東西；這點也適用於任何可能幫助我們實現核心本能（生存、成長和繁殖）的獎勵。不幸的是，當你處在充滿誘惑的現代環境中，我們的大腦追求即時滿足的作法，也會讓大多數人很難抗拒眼前美食的誘惑。當下飲食帶來的

「即時」多巴胺獎勵，很容易超越長期健康飲食減肥所帶來的「延遲」滿足感。

即時滿足，是大腦相對於延遲滿足的「預設」選項。當滿足感被延遲時，激勵自己採取行動就會變得更加困難。為考試而讀書就是很好的例子，因為坐在書桌前的時間無法立即得到回報，放棄學習並出去做一些立即有回報的事則有相當強烈的誘惑力。唯有對於長期回報的邏輯理解，以及優良學習習慣的養成（越常學習，越容易養成學習的習慣），才有機會增強持續讀書所需的意志力。

瞭解人類大腦追求「即時滿足」的本能，讓我們更有可能察覺到這種行為。我們的行為很可能會像糖果店裡放縱的幼兒，不僅臉上沾滿巧克力，手上也黏糊糊的，嘴裡還塞滿糖果。當你可以輕易取得立即可用的獎勵時，請察覺自己類似幼兒的行為。能夠監控到這些頻繁發生的行為是相當有用的，因為你可以藉此開始尋求更多的「延遲滿足」。

壓力和情緒性飲食

當你感到焦慮或壓力大時，尋求衝動快樂的傾向就會更強烈。大腦並不喜歡不愉快的感覺，因此在這種情況下，大腦會更強烈地尋求獎勵。這種壓力下的「情緒性飲食」在來我診所的患者中很常見。吃東西的行為會產生獎勵，加工食品甚至可以在吃下時帶來大量獎勵；在這種情況下，吃東西的動作與飢餓無關，而是與壓力有關。在情緒性飲食期間，身體並不急著需要營養或能量；大腦迫切需要的是獎勵，來試著扭轉負面情緒。不幸的是，我們在壓力下所吃的加工食品，往往會導致肥胖（和對健康不利），因而又導致更多的壓力、不

快樂和焦慮。最後,獎勵就成了問題的根本原因。

有效處理自己的壓力,是停止情緒性飲食的重要工具。如果你有能力放鬆,就不會覺得自己有必要追求那些不健康且有害的獎勵;如果你知道如何平復自己的情緒,就不必用外在刺激(無論是毒品、酒精、尼古丁、糖或加工食品)來殘害自己。所以,讓我們來看一些能幫助緩解壓力的方法,以避免自己選擇這些不健康的食物。

放鬆工具包

有許多經過研究證實的技巧可以協助我們從壓力轉向放鬆狀態,其中一些技巧甚至可追溯到早期印度教和佛教教義。他們的方法是透過呼吸和冥想等技巧,平靜身體和心靈。這些技巧的用意在刺激神經系統中與「放鬆」[3]相關的部分,並關閉與「壓力」[4]相關的部分。當你焦慮時,你的心跳會開始加速,你可能會注意到自己的呼吸變得又快又淺,還會開始流汗。如果經常練習其中的一些技巧,你將有能力應對壓力,而非一味地訴諸藥物或情緒化飲食。

呼吸

呼吸練習是一種容易學習且非常有效的方法,可以協助你從壓

---

3 原注:副交感神經系統(parasympathetic nervous system,PNS):神經系統的「休息和消化」部分,會在我們放鬆時啟動。

4 原注:交感神經系統(sympathetic nervous system,SNS):神經系統中「戰或逃」的部分,會在我們處於危險或壓力情況時啟動。

力轉向放鬆。呼吸的作用是透過刺激迷走神經，讓迷走神經打開神經系統中與放鬆相關的部分；雖然我們一生都在呼吸，卻幾乎從未意識到這個過程。吸入和呼出空氣會影響人體系統的壓力，每當我們吸氣時，壓力神經（交感神經）就會啟動；而當我們呼氣時，放鬆系統（副交感神經—迷走神經）就會啟動。所以只要透過「快速吸氣、緩慢呼氣」，你的放鬆系統就會被觸發。

循環吸氣和噘嘴呼氣

用鼻子快速吸氣兩次，讓肺部充滿空氣。

接著噘起嘴唇慢慢吐氣。

重複這種呼吸方式五分鐘，可以刺激你的迷走神經，感受放鬆的律動。

箱式呼吸

從鼻子慢慢吸氣，邊吸邊數到四。

讓空氣停留在肺部，數到四。

接著慢慢吐氣，數到四。

吐完停住呼吸，數到四。

重複此呼吸循環五分鐘。

這些練習可讓你專注於呼吸，也可以作為一種冥想的形式來進行。專注於呼吸的動作可以減少擔憂的想法，緩慢的呼吸也能抑制焦慮的神經，讓身體放鬆。

就像任何動作一樣，呼吸技巧越常練習，效果就越好。可以像鍛

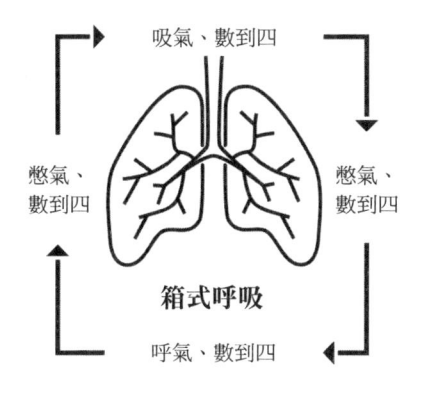

```
        吸氣、數到四
憋氣、              憋氣、
數到四              數到四
        箱式呼吸
        呼氣、數到四
```

圖 19：箱式呼吸

鍊肌肉般強化迷走神經的功效，讓你開始感受到其中的益處。

緩解慢性壓力

呼吸技巧是訓練身體快速放鬆的好方法，運動員、演員、演說家、歌手和冥想者等都充分掌握了這些技巧，不過這些方法對我們來說也同樣好用。只要精通這些呼吸技巧，你就可以更有信心去面對和管理短期壓力，避免情緒性飲食等不健康行為。但是，較長期的壓力又會如何影響我們的飲食和健康呢？

慢性、長期的擔憂或焦慮，會導致體內釋放壓力荷爾蒙「皮質醇」。我們在前面曾說過，這種激素的目的是為了幫助你在危險情況下生存。它會增加血糖，讓你感到飢餓，並促使你尋找高熱量食物，因此會對胰島素的濃度產生不良影響，導致體重增加。

我們也有許多活動可以減輕慢性的長期壓力，其中包括：

禁食

人類需要吃東西來滋養身體，但我們並不需要一直吃東西。每天禁食幾個小時，可以降低你的壓力。如果你已經養成睡前四小時不吃東西（或喝有熱量的飲料）的習慣，而且睡眠時間有八個小時的話，你就已經禁食十二個小時。每天禁食的時間越長，你的壓力值就會越正常。[5]

光照

曬太陽對身體有一些益處，早上讓自己暴露在戶外的陽光下 20 分鐘；晚上太陽開始西下時，也可以待在戶外同樣的時間。這樣做有助於保持穩定的晝夜規律（亦即訓練人體內在時鐘的一整日運作，調配好身體系統流程和荷爾蒙的分泌）。

視覺化

你可以對特定情境（例如輕鬆跑步時）以及它帶來的良好結果做視覺化的想像。可以以一種引導意象的形式進行想像：閉上眼睛，想像自己正處於輕鬆的環境（例如溫暖的海灘）即可。練習這種技巧的次數越多，體驗就會變得越生動，你可以感受到陽光的溫暖，聽見海浪拍打的聲音。你可以讓它成為一個值得細心品味的精神度假天堂，營造放鬆與平靜的感受。

5　原注：最近一項研究顯示，因宗教原因而禁食的人在憂鬱、壓力和焦慮程度方面，明顯比未禁食時期來得更低。其原因尚不清楚，但某些科學家認為在禁食期間，壓力荷爾蒙皮質醇較能保持穩定。

壓力點刺激（敲擊）

這種有趣的技術包括輕敲或按壓頭部、臉部和上半身的特定壓力點。這些壓力點可對應中國針灸治療中所使用的經絡穴位，藉由對這些點的壓力刺激，便能產生一種令人愉悅舒緩的平靜感。

技巧包括用兩根手指輕輕按摩或敲擊以下穴位：眉毛內側、眼睛外側、眼睛下方、鼻子下方、下巴、鎖骨內側下方，以及手臂下方。你通常可以感覺到自己是否按對了位置，因為會有種正在刺激神經的感覺。你可以舒服地躺下或坐下，讓自己專注於感受到的按壓。依序按摩或輕拍圖中標示的區域，每個區域刺激七次，然後重複整個過程幾次。完成後，你就會覺得壓力減輕了。

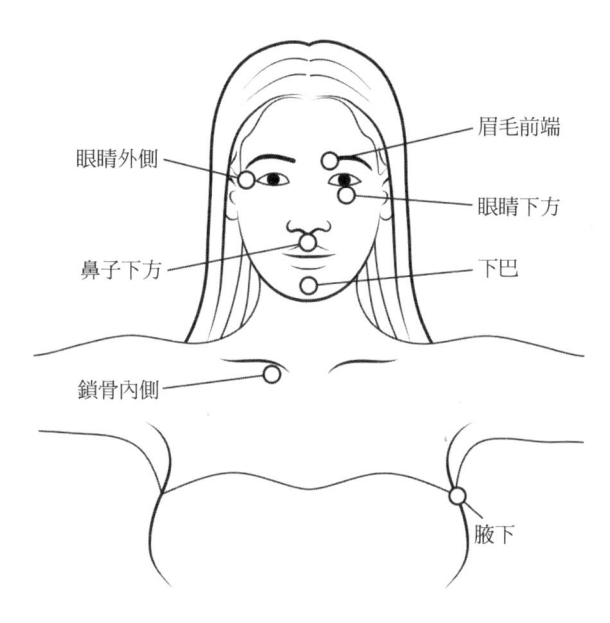

圖 20：壓力點

無為冥想技巧

　　許多傳統形式的冥想會要求你清空大腦中的任何思緒。清空思緒常用的方法，是專注於某件事：可能是你的呼吸、內心的一句話（或梵咒），甚至是一個黑點或蠟燭的火焰（後者稱為燭光冥想法，Trataka Meditation）。當你舒適地坐著，並以這類方式來集中思緒時，你的精神會自然地活躍起來，但不會專注於任何特定的思想或擔憂——一旦你注意到思緒出現，就必須要接納它們，然後重新把注意力集中在呼吸或梵咒上，以回到冥想狀態。

　　這類傳統冥想法雖然越來越受歡迎，但缺點是需要經過大量練習，才能達到對你有益的放鬆狀態。許多人在嘗試之後放棄了這種冥想法，只因他們無法平息在練習過程中產生的操心或擔憂。

　　我發現，比起傳統冥想，「無為冥想」（do-nothing meditation）的技巧更容易也更愉快。你可以在任何地方進行，但最好在不太會受到干擾的地方，整個過程大約需要 20 分鐘。請先以舒服的姿勢坐下，關掉所有干擾源（智慧型手機、電視、音樂）。你只需仔細觀察周圍環境，觀察整個房間，聆聽安靜下的聲音，感受身體現在的狀態。對自己呼吸的感知和意識也可以成為冥想的一部分，前提是這由你的思緒所引導。這種冥想技巧並不是要你停止思考，而是要觀察和思考周圍的環境。你會發現當你什麼都不做，只是觀察一個房間時，你的大腦裡會流淌著不同的想法。如果這些想法又變成你平常熟悉的擔憂時，就再把你的注意力放回房間的景象和聲音上。

可能影響壓力程度的其他因素

睡眠充足：睡眠不足會增加焦慮和壓力。請建立規律的睡眠模式，目標是至少在床上待大約七至九小時（實際情況會因人而異）。

規律運動：任何形式的運動都能降低壓力荷爾蒙皮質醇，讓身體釋放更多自然放鬆的荷爾蒙。

人際關係：與朋友家人保持聯繫和互動，有助於你減輕壓力。

健康飲食：我們談過新鮮食物含有許多抗發炎物質，可幫助你減輕壓力。

如果你把上述的一些項目融入你的日常生活中，讓它們成為習慣，就會發現你的整體壓力程度獲得大幅的下降。此外，壓力太大更可能導致你想透過酒精、毒品、甜食或加工食品來尋求即時的滿足。如果能夠減輕壓力，並學會控制焦慮的話，你會發現自己抵抗即時滿足的意志力大幅增加了。

壓力的測量

我們最近已在「測量」某人所承受的壓力這方面取得了重大進展。當你吸氣時，壓力神經會讓我們的心跳加快（啟動了交感神經系統）；當你呼氣時，放鬆神經會讓心跳減慢（啟動了副交感神經系統）。這表示，我們的心跳永遠不會等速，心跳之間總會有一些差異。如果你的心率為 60 bpm（每分鐘 60 下），並不代表你的心跳間隔恰好是 1 秒。舉例來說，有時心跳與心跳之間的間隔可能是 0.9 秒，

而其他心跳之間的間隔則可能是 1.1 秒。當你感到疲倦或壓力過大時，你的放鬆神經和壓力神經系統會變得疲乏，使心跳之間的變異性減少。而如果你的身體健康、睡眠充足且沒有感到焦慮的話，這些神經系統就會正常運作，心跳變異性也會增加，代表你的身體相當健康。

剛剛說到的技術進展，指的是現在有許多設備可以測量心率變異性（HRV，Heart rate variability）。最先進的設備可以在你進入深度睡眠時測量 HRV，然後在第二天回報你的身體適應情況。許多運動員已經在使用這些設備，讓他們可以瞭解自己是否訓練過度。由業界領先公司 Whoop 製作的測量腕帶有許多運動員都配戴過，其中也包括雷霸龍・詹姆斯（LeBron James）[6]和羅瑞・麥克羅伊（Rory McIlroy，小麥）[7]。就算你只想監測自己的壓力水平，這也是不錯的選擇。

飢餓

包括人類在內的所有動物都內建了飢餓測量裝置，就像汽車的油表一樣，當身體感到能量儲備較低時，體內的飢餓裝置就會提醒我們補充能量。人類的飢餓訊號，主要來自胃部分泌的一種稱為「飢餓肽」的荷爾蒙（我們在第一章談到胃部切除術時有提過），它會提醒我們補充能量。當你不吃食物的時間越長，這種飢餓訊號就會越強烈。我們從著名的「明尼蘇達飢餓實驗」知，飢餓訊號可以變得異常強烈。在這項研究中，一群年輕男性自願接受監測，每天限制只能攝

---

6 譯注：美國 NBA 職業籃球傑出運動員，名列 NBA 歷史上最偉大的籃球運動選手。
7 譯注：北愛爾蘭傑出高爾夫球選手，曾拿下多項世界賽事冠軍。

入 1,500 大卡的熱量,同時還要進行激烈的體能活動。在 24 週的實驗期間內,他們的體重大約減輕了四分之一。由於在研究過程中,他們的熱量限制如此極端,以至於最後除了下一餐之外,他們完全無法集中精力做其他事。他們的夢和幻想裡都是食物,還會花幾個小時盯著餐飲雜誌和烹飪書。

明尼蘇達飢餓實驗以極端的飢餓狀態,證實飢餓對人們的影響。雖然我們在日常語言中可能會用到「飢餓」這個詞,但值得慶幸的是,大多數人都不太可能真正經歷這種情況。不過就飲食而言,我們的飢餓訊號,尤其是在如何解讀訊號和採取行動方面仍然相當重要,必須仔細觀察。

飢餓不該被視為一種必須避免的不愉快感覺,而應被視為「即將進食」的訊號,這是人類日常最愉快的其中一種感受。當你越餓時,享受餐點就會變得越愉快。隨著飢餓感的增加,我們的味覺也會隨之增強;二千四百年前的那句名言「飢餓是最好的醬汁」(Hunger is the best sauce)現在依舊很有道理。

常見的情況是就算我們一點都不餓,可能也會無意識地透過吃東西來緩解壓力。一旦你更能控制自己的壓力(也許是透過剛才提過的一些減壓技巧),這種不假思索的進食衝動便會減少,你就可以分辨飲食中的愉悅,到底是來自在飢餓中吃下天然食物所帶來的真正快樂,或是為了多巴胺獎勵吃下合成食物的虛假快樂。

以下這些建議可以幫助你學習在日常生活中,控制自己對飢餓感的回應……

飢餓量表

對你的身體最有幫助的進食方式，是透過瞭解自己的飢餓程度並據此進食。為了更容易理解這件事，讓我們再想想汽車上的油表。油表的最低點是你空著肚子跑步，或者類似禁食一天後感到的飢餓；油表的最高點則可能是在聖誕節或感恩節晚餐後你所感受到的飽腹感。

油表的中間點是飢餓感剛好得到滿足的時候，往下一級則是稍微感到有點餓。你應該仔細體會這種輕微飢餓的感覺，而不是一覺得餓就立刻去吃東西。你應該要在飢餓指標達到真正飢餓的程度時才開始吃飯，並享受食物帶給你的快樂。有些建議是吃到八分飽即可（亦即不要吃到十分飽）。如果可能的話，你應該盡量吃慢一點，並在吃東西時注意自己的飢餓感。一旦飢餓感得到滿足，最好就停止繼續進食；過了 15 分鐘之後，你會開始感到完全飽足，因為腸道中的多肽 YY（Peptide tyrosine-tyrosine，PYY）、類升糖素胜肽 -1（GLP-1）會向你的大腦發出飽足感訊號。千萬別吃太多，以免肚子發脹或感到不舒

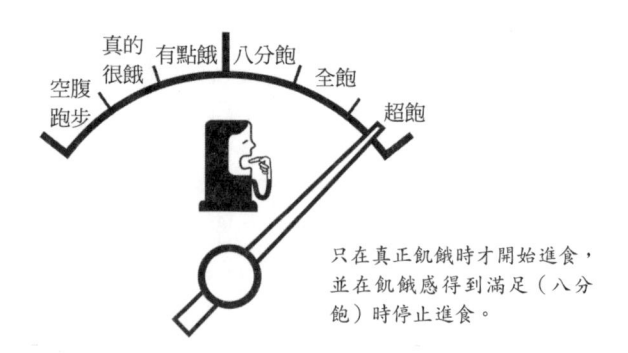

只在真正飢餓時才開始進食，並在飢餓感得到滿足（八分飽）時停止進食。

圖 21：飢餓量表

服，你應該要能在進食後進行日常生活或工作任務；如果你在飯後感到需要躺一下的話，就表示你吃太多了。

限制飲食時間

在沒有引起不適的情況下，短時間禁食其實對你的身體有益，因為禁食可以減輕身體的壓力和發炎症狀。定期禁食可以協助你活得更久，而任何時間稍長的禁食，都會降低胰島素濃度。如同各位所知，胰島素是阻斷人體自然體重控制訊號（來自瘦素）的罪魁禍首。當禁食減少胰島素時，瘦素傳遞路徑就不再受到阻礙，大腦便能看到我們是否儲存了過多脂肪；如果發現脂肪過多，大腦便可採取行動來減少脂肪。這就是為何「限時飲食」（也稱「間歇性斷食」）仍然是目前流行的一種減肥法，也就是把一天中正常進食的時間，限制為八小時甚至六小時（根據禁食與進食的時間比例，命名為 168 或 186 飲食法）。但請記住，定期禁食減輕體重的效果並非來自攝入熱量減少，而是來自胰島素濃度降低到更正常的水平後，恢復了身體內部的健康體重調節管道。

多數人都會把吃早餐（如果需要）、午餐和晚餐當成每天的例行事項。如果我們每天只吃二到三餐，在兩餐之間就有足夠的時間來產生確實的飢餓感，讓你可以真正享受食物。晚飯不要太晚吃，也不要吃飯後零食，你也可以設定自己每日在晚上 9 點後停止進食，這些都會對胰島素平衡有所幫助。這種飲食時間限制可以成為一種健康的習慣。

在回教徒的齋戒月期間，世界上會有四分之一的人口在一整個

農曆月份內,從日出一直到日落都不吃不喝。這種長時間齋戒並非易事,但卻讓穆斯林教徒學會了意志力和自我控制的重要性,也讓他們更能記住真主的恩賜(尤其是齋戒結束時的食物),並提醒大家注意窮人的痛苦。

渴望衝浪(Crave Surfing)

有時,我們會衝動地想立刻做一些對自己不利的事,這種衝動往往會壓過「延遲滿足」的理智。當你渴望執行一種成癮或不健康的習慣(例如狂吃加工食品)時,請仔細思考自己的真實感受,想想這種渴望到底從何而來。藉由深入思考這種渴望和它產生的原因,能讓你更謹慎地做出反應,而且有許多渴望會在你堅持幾分鐘後消退。當強烈的飢餓感開始出現時,嘗試維持控制的一個好方法,就是一種稱為「渴望衝浪」(亦稱衝動衝浪)的技巧。方法是當渴望襲來時,專注於呼吸,注意渴望帶來的感覺,仔細觀察渴望的強度。通常渴望的感覺會越來越強,像波浪一樣襲來,一波波達到峰頂,然後崩退下來。當你瞭解到渴望在達到最高峰後,終究會消退時,便可把它當成一種增強控制力的工具。

問自己簡單的問題

有一個非常有效的技巧,可以激勵自己執行(或不執行)某項行動,這個技巧就是問自己一個簡單的問題:「我要做＿＿＿＿嗎?」舉例來說,如果你猶豫是否要去跑步,你可以簡單問自己:「我今天要

去跑步嗎？」這問題你必須回答「是」或「否」。藉由對自己問這個問題，便能釐清執行某項行為的內在動機，例如這個行為到底是否符合你的真實身分？它會增強你的力量嗎？在你在面對壞習慣或不良行為的情形下，也可以提出類似的問題：「我今晚要吃垃圾食物嗎？」如果你現在的身分或你想成為的並非一個吃垃圾食物的人，那麼回答「是」一定會讓你感到不舒服。

改變與控制

我們在本章學到，如果需要改變的習慣符合我們的真實身分，實現減重或改善健康的目標就會容易得多。瞭解食物環境如何影響我們的健康，我們的身分就可以得到改變，更可以藉此調整自己的真實身分，以及自己面對狀況時的反應。這種變化會讓你產生對於不健康加工食品的厭惡，產生對於天然健康食物的渴望，讓你只需用到最小的意志力，即可達成改變習慣的目標。

瞭解壞習慣到底如何被引發，瞭解如何利用更好的習慣來改掉壞習慣，你就可以在改善生活這方面取得真正的進展。只要改變你的環境或與你互動的人，便能增加執行壞習慣時的阻力，讓好習慣更容易養成。而在重複執行一個好習慣時，即使該行為或活動本身只被執行一段很短的時間，都可以在「將習慣嵌入大腦」的過程裡發揮重要的作用。

壓力會造成我們想要尋求獎勵，讓自己可以暫時感覺好一點，然而這些「獎勵」通常有害。當我們為了獎勵而非為了緩解飢餓去吃下加工食品時，它們就變成一種極具破壞性的藥物──雖然能讓你暫時

好過一點，最終卻會損害你的健康。只要能夠控制壓力，就會讓你更有能力去控制自己對於「即時滿足」的渴望。

一年後，重返格拉斯哥之路

在女兒大學二年級開學時，我們再次進行這趟前往格拉斯哥的長途旅行；從烹飪的角度來看，這是一次完全不同且更令人滿意的經歷。我們不光規劃了出發時間，還規劃了停靠站以及沿途用餐時要享用的幾種食物。當然，備餐很花時間，但在旅程結束時，我們都感覺身體好多了。

在這次的旅程中，大部分時間陽光明媚。我們沒有擠在骯髒的服務站吃「有毒」的早餐，而是坐在國家公園的野餐長凳上用餐。我們準備了傳統的日式早餐，有脆皮照燒鮭魚、小碗糯米飯、自製漬物、胡蘿蔔和生薑，還有味噌湯。當我們一邊品嚐美味的食物，並從熱水瓶倒出綠茶時，腦海中完全沒出現過「吃速食」的念頭，因為那種渴望已經消失了。

第十章
烹飪學校

「讓食物成為你的藥物,再把藥物變成你的食物。」

——希波克拉底

1988年6月的某個星期六下午,南安普敦大街上的麥當勞

當我小心地把八塊漢堡肉放在燒紅的烤板上時,它們立刻發出嘶嘶聲,我接著在定時器上按下30秒的按鈕。

「五個要加起司!」我的主管喊著。隨著餐廳擠滿了人,排隊的隊伍越來越長,他的聲音也逐漸高亢起來。我準備好五塊人造起司,在定時器的蜂鳴器響起時把漢堡翻面,再把起司分別放在五個漢堡上,然後再次按下計時器。我的助手已經準備好烤過的加糖麵包,等到定時器發出嘟嘟聲響後,我迅速把帶著香氣的棕色漢堡肉鏟到麵包上,助手小心地擠上薄薄的番茄醬,放上小黃瓜和頂部的芝麻麵包,然後把整套漢堡裝入色彩鮮豔的紙餐盒中。

翻了20分鐘的漢堡肉後,我終於等到十小時輪班中唯一的休息時間。員工在休息期間想吃多少食物都可以,只要是過了嚴格保存期限的食物我們都可以吃,否則它們都會被丟掉。我拿了兩個漢堡、一

份薯條、三個蘋果派和一大杯巧克力奶昔,跟著同事一起坐在骯髒的小地下室裡,像一群沉默的野生動物般,狼吞虎嚥地吃著托盤裡的速食,一心想著要在最短的時間內盡可能多吃點東西。

然而到了工作的第十天,當我一想到要再吃漢堡時就感到一陣噁心。我的身體已經感到虛弱、浮腫,臉上也長滿了青春痘⋯⋯不消多說,我的第一個「廚師」角色並沒有持續太久。

我第一次真正對烹飪產生興趣是在醫學院的第三年,因為我剛好很幸運地跟一群印度朋友合租一間大房子。我的朋友們和從未學過烹飪的我大不相同,他們非常樂意定期烹煮美味新鮮的印度料理。我平常只看過用咖哩粉煮的「咖哩」,他們用的卻是新鮮香料。把切碎的大蒜、薑、洋蔥和辣椒炒熟,加入葛拉姆馬薩拉(garam masala,印度綜合香料)和薑黃粉。接著加入小茴香籽、荳蔻莢、肉荳蔻、八角茴香和咖哩葉,此時鍋裡散發出陣陣美妙的香氣。裡面可能會加雞肉或羊肉,再搭配色彩繽紛的甜椒、成熟的番茄、馬鈴薯和華麗的秋葵等蔬菜。加上完美烹煮的米飯、優格和加了黃瓜的印度優格醬(raita)、一鍋印度扁豆湯和一份簡單的洋蔥沙拉,整個餐桌擺得滿滿的。我們一邊品嚐美味的食物,一邊開著玩笑,聊著當天發生的事。

自從向我的印度朋友學習烹飪以來,我一直盡可能地繼續學習新菜色,並體驗世界各地的其他美食,包括加勒比海、巴西、哥斯大黎加、印度、泰國以及非洲和阿拉伯世界等地的菜餚。近年來,我透過新鮮食物配送,得到許多新的美食想法和烹飪技巧,所以現在我和我的女兒們,對全球的許多美味菜餚都相當熟悉。由於本書的一個目的是要鼓勵人們接受真正的食物,體驗全球各式各樣的美食,因此在接下來的章節中,我要為那些過去不曾從頭開始烹煮食物的人,或是想

在日常生活中烹飪更多天然食物的人，提供一些關鍵技巧、配料和烹飪建議。在這個時代裡，我們很幸運地可以取得許多不同類型的烹飪原料；無論你喜歡的是南亞美食、中東美食、巴西美食或日本美食，現在都能方便做出自己最喜歡的、來自世界各地的菜餚。

用新鮮食材準備的餐點不僅更美味，也能為健康帶來更多好處。在第十二章「全球廚房」中，我選出了專門用來協助各位重置體重設定點的國際食譜和建議。它們所提供的營養，能對你的身體健康帶來重要的影響，讓胰島素訊號更有效率、減少發炎狀態，並順利去除多餘脂肪。一旦烹飪這些食物成為一種習慣後，你就會感覺自己擁有了一個高效率的全新身體。

進入廚房前，我必須先提出一個免責聲明。我既非廚師也非主廚，當然也沒有受過任何正式的烹飪訓練。因此，以下建議純粹來自一個充滿熱情的業餘愛好者的角度。如果你已對烹飪領域充滿信心，請隨意跳過書裡的某些部分。但我希望即使是熟練的廚師，也能在本書中找到值得進一步思考的內容。

不該吃什麼

記住「該吃什麼」與「不該吃什麼」的建議非常重要。我們已經學過糖和精製碳水化合物會阻斷大腦用來測量身體脂肪量的瘦素訊號傳遞，因此導致體重增加。此外，大量攝取果糖（來自水果的糖）也會導致體重增加，觸發類似於動物冬眠的狀態。適量的新鮮水果當然沒問題，但任何果汁類飲料都會引起體重增加，因為加工食品經常含有這種令人上癮的超甜添加劑。

最後，任何種類的「植物油」都非天然的人類食物，它們嚴重破壞了身體內部的代謝平衡。這就是為何我在打工時，連續十天狂吃含植物油的麥當勞食品，會感覺如此不舒服的原因。這些植物油中的 omega-6 脂肪酸，覆蓋在我們體內的每個細胞上，稀釋了新鮮食物中有益健康的 omega-3 脂肪酸，引起發炎和胰島素失控，亦即分泌更多的胰島素（儲存更多脂肪）。大量胰島素對身體而言，就像身體以為自己攝取了大量額外糖分和處在發炎狀態一般，但實際上這種發炎卻非來自糖分或細胞損傷，而是因為 omega-6。

　　接下來是關於避免食用含有大量 omega-6 食物的注意事項。很不幸地，不僅油炸速食和加工食品含有過多這類脂肪，任何攝取超高含量 omega-6 飼料的動物，同樣會含有大量 omega-6。就像人類的情況，以穀物和種子為食（農場飼養）的動物，會比靠自然食物餵養的動物長得更快也更胖。所以目前幾乎所有的飼養雞，即使生活在田地裡，也都是以穀物為食，而具有相當高的 omega-6 含量。真正野放的雞應該是四處遊蕩，以蚯蚓和各種昆蟲為食物，不過這些雞的肉一定又瘦又硬，恐怕無法吸引任何超市進行採購。穀飼雞的雞蛋也是如此，蛋黃中的 omega-6 含量相當高，如果你想使體內的 omega 脂肪正常化，請盡量只吃蛋白[1]，這是很好的蛋白質來源。其他的提醒則是盡量避免食用農場大規模飼養動物的肉類，例如豬肉或穀飼牛肉。好消息是：野生魚類、草飼牛肉和羊肉含有健康的 omega 脂肪，值得多多享用。總而言之，請避開：

---

[1] 原注：許多擔心蛋黃含太多膽固醇的人，多年來可能都只吃蛋白。不過我們現在已經知道，導致發炎、心臟病風險和肥胖的原因，並非蛋黃中的膽固醇，而是蛋黃中含有的 omega-6 脂肪。

- **所有加工食品**。因為其主要成分是糖、人工果糖甜味劑和植物油這三種有害物質。
- **主要成分為糖的食物**。但烹飪時添加少量的糖是可以接受的。
- **精緻碳水化合物**，例如小麥粉。同樣地，在做醬汁或脆皮塗層時少量添加是可接受的。
- **植物油**。包括葵花油、芥花籽油、玉米油、棉籽油、紅花籽油、菜籽油（請忽略「富含 omega-3 的說法」，因為加熱 30 秒後就會消失）、各種「蔬菜」油、人造奶油、「容易塗抹」的假奶油和起酥油等。你不該允許這些油出現在廚房附近。此外，這些油類還被用在所有速食（因為適合高溫下烹飪）、加工食品（因為不易氧化，保存期長）以及農場肉（包括雞肉、豬肉和穀飼牛肉都有）。你的身體至少需要六個月的時間，才能清除人體細胞上被這些油帶進來的過量 omega-6。一旦細胞變乾淨，你一定會感受到身體變好了。

不同的人會追求不同的健康結果，你必須根據自己的需求調整飲食。如果你想減重（並改善第 2 型糖尿病、高血壓、高膽固醇和心臟病），除了避開加工食品、糖和植物油之外，還得注意不要攝取過多白米、馬鈴薯和麵包等碳水化合物。但如果你注意自己的用餐份量（盡量用較小的盤子進食）和飢餓感（不要吃太飽），那麼限制碳水化合物的攝取量應該不難。

如果你打算進行大量運動，可能會需要更多食物，不過只要你食用的是使用新鮮食材烹煮的食物就沒關係。如果你的目標主要是改進長期健康，避免或改善現代的發炎性疾病如氣喘、濕疹、牛皮癬、發

炎性腸道疾病、類風濕性關節炎和纖維肌痛等，就不需要特別注意天然碳水化合物的攝取量，只需要減少糖分、避免加工食品和植物油便已足夠。

該吃什麼

接下來就要談談可以吃的食物了。基本上，只要選擇不屬於上一節談到的不該吃的食物即可。請記得新鮮蔬菜，尤其是綠色葉菜和顏色鮮豔的蔬菜，它們都可以為身體注入植化素。這些來自植物朋友們的植化素，具有抗發炎和延長壽命的抗氧化訊息，可以為我們的身體提供所需的適量碳水化合物。強烈建議各位可以透過這類蔬菜來攝取所需要的大部分碳水化合物。這樣做，你的身體將重新啟動正常的體重控制機制，多餘的脂肪也會被感知到並加以排除。

非養殖的魚類富含 omega-3，不僅能減少身體的發炎，也可減少身體對胰島素的需求而改善體重。

紅肉並「不會」對你的健康造成壞影響，它富含有益健康的天然飽和脂肪。這些脂肪不會增加胰島素的分泌，也不會導致肥胖。草飼肉（牛肉或羊肉）當然更好，因為 omega-3 的含量更高。雖然許多營養師認為雞肉和豬肉對身體比較有利（人們誤認低飽和脂肪對身體較好），但這類動物通常是在農場餵飼穀物，而這些穀物富含 omega-6（過多會導致身體發炎），亦即由穀物餵養的動物肉中含有大量不好的脂肪。

豆科和豆類（以適合榨油與否做區分）是健康高蛋白熱量的絕佳來源，可用來取代傳統主食（米飯、義大利麵、馬鈴薯）中的碳水化

合物。另一種常被忽視的傳統碳水化合物替代品就是蕎麥或藜麥等穀物。與傳統碳水化合物相比，它們容易製備、美味、對胰島素的影響較低，並具有更高的蛋白質和營養成分。如果可以改吃這些食物取代米飯，便會得到身體更良好的回應。

茄子很容易烹調，也可替代膳食中的傳統碳水化合物。最佳水果則是莓果（漿果），不僅富含植化素，果糖含量也較低。

在乳製品方面，天然優格和茅屋起司（cottage cheese，由脫脂牛

關於飽和脂肪

後來我們證明了1960至70年代將膽固醇與心臟病相互關聯的研究是錯誤的。只要你沒有罹患一種稱為「高血膽固醇症」（hypercholesterolaemia，血液膽固醇濃度極高）的家族性罕見疾病，就不必刻意避開含有膽固醇或天然飽和脂肪的食物，這些脂肪不論吃多吃少，都與心臟病風險沒有任何關聯。

事實上，當美國和英國民眾被告知停止食用過多飽和脂肪，並建議轉向食用穀物和含糖量更高的食物時，肥胖症和糖尿病患者便開始增加。因此，我們想傳達的訊息是：吃肥膩的牛排、紅肉、奶油、優格和一些天然起司都是沒問題的。唯一要避免的飽和脂肪是棕櫚油，因為它確實會導致心臟病。棕櫚油被用在許多加工食品中（因為便宜且口感好），最好盡可能避免在烹飪時使用或吃下這種油。

奶製作的新鮮起司）富含蛋白質、鈣和維生素 B 群，它們都是開啟新的一天的最佳食物。

總而言之，請把期待放在你家附近的肉店、魚店和蔬果店所能買到的天然食物，這些食物對健康很有幫助。如果你的目標是健康而非減重的話，也可以適量食用麵包（用全麥麵粉自製）；但請記住，一般超市麵包多半經過「超加工」處理，請盡可能避免購買。

佈置你的廚房

請記住「環境」扮演了重要的角色，影響我們是否會採取行動，以及能否養成好習慣或壞習慣。一個規劃不良、設備不好的廚房，甚至是儲備食材不足的儲藏室，都不太可能讓你烹飪出令人享受的美味食物。因此，第一個步驟便是清除廚房表面看到的所有非廚房雜物，以及任何你很少用到的設備。請搬走新奇的切割機或任何不常使用的廚房家電（例如咖啡機或果汁機），先收好它們，等需要時再取出即可，這樣就能創造出更多檯面空間。請丟棄或回收破損的杯盤和褪色的塑膠容器。檢查冰箱和食品儲藏室中的食物，丟掉任何已過保存期限或開封時間過長的食物，讓一切盡可能新鮮。也要記得丟掉你的植物油（它們不是食物）和任何含有大量植物油的醬汁、調味料或醬料罐。

你需要用到的基本廚房設備如下：

- **砧板：**選擇尺寸適合廚房工作檯面空間的砧板。我比較喜歡大

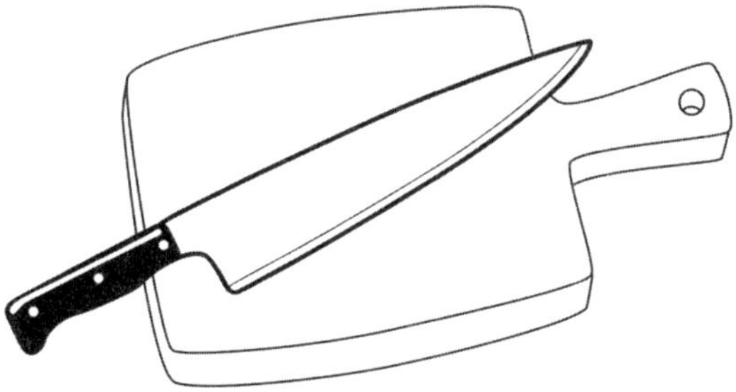

圖 22：主廚刀。

一點、堅固、厚重的木製砧板（類似屠夫使用的厚砧板），不過也有很多人會選塑膠砧板。為了防止砧板在使用時滑動，可以在下面墊條沾濕的廚房抹布。

- **主廚刀（Chef's knife）**：你可能看過有名的電視主廚會揮舞這些又大又重的鋒利刀具。它們通常具有傾斜的弧形刀刃，有利於西式餐飲廚師在切割和敲剁時「搖擺」（rocking）刀具的招牌動作。[2]
- **磨刀器**：沒有什麼會比使用鋒利的刀來切割更令人愉悅，當然也沒有什麼會比使用鈍刀更令人沮喪。手握式磨刀器或鋼製磨刀棒是最簡單的選擇。電動磨刀器很方便，也的確好用，但比較佔空間。我個人最喜歡使用老式磨刀石。
- **削皮刀（Small paring knife，小切刀）**：有點像小型的主廚刀，非常適合切洋蔥、大蒜、生薑或削新鮮水果皮。
- **鋸齒刀（Serrated knife）**：用來切割表面較厚（外硬內軟）的

---

[2] 譯注：在刀尖始終貼近砧板的情況下，順著刀鋒弧面前後擺動刀身，剁碎食材。

食物，例如自製的厚皮麵包和番茄等。
- **切肉刀或中式菜刀（Chinese cleaver）**：可以把肉切成小塊，並輕鬆切碎大片硬厚的蔬菜。
- **旋轉削皮器（Swivel peeler）**：削皮刀，可用於馬鈴薯。
- **四面刨絲器（Box grater）**：用於胡蘿蔔、蔬菜和起司。
- **細孔刨絲器（Fine grater）**：用於帕瑪森起司、肉荳蔻、柑橘皮和生薑等。
- **曼陀林切片機（Mandolin slicer）**：多功能刨削器。可以把蔬菜切成很細的薄片，並非必要但相當好用。
- **攪拌碗、濾水碗和生菜脫水器**：後者對於瀝乾和儲存洗好的生菜來說非常重要。
- **烹飪工具**：木鏟、料理夾、抹刀、開槽鍋鏟、濾勺、打蛋器、壓泥器、廚房研缽和杵。
- **各種鍋具**：不沾鍋（長柄煎鍋）以及各種不同尺寸的平底鍋。
- **鑄鐵煎鍋**：也許不是必需的，但煎鍋會讓烹飪變得更有趣。
- **烤盤和烘焙盤。**
- **棒式攪拌機**：配上高的攪拌壺或尖嘴量杯。
- **料理秤**：電子料理秤是最簡單的。

用餐時

1960 年代的餐盤尺寸約為 8.5 吋（22 公分），可以裝進約 800 大卡的食物。然而在過去幾十年裡，餐盤尺寸變得越來越大。現在的餐盤尺寸約為 12 吋（30 公分），可容納約 1,900 大卡的食物。我建議各

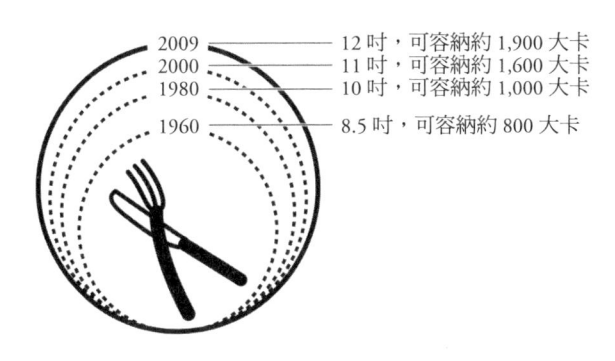

```
2009 ———— 12 吋，可容納約 1,900 大卡
2000 ———— 11 吋，可容納約 1,600 大卡
1980 ———— 10 吋，可容納約 1,000 大卡
1960 ———— 8.5 吋，可容納約 800 大卡
```

圖 23：1960 年代至今的餐盤尺寸

位不要使用這些現代的大餐盤，而是復古一點，改用 1960 年代的餐盤尺寸。用比較小的餐盤吃飯更可能吃慢一點，可以好好享受食物，然後在不餓時停下來。較大的餐盤更可能讓你吃太多。

有些砧板也可以兼作上菜板，讓食物可以直接放在桌上，以便家人朋友自行享用。如果想減少碳水化合物的攝入，也可以把裝有碳水化合物的鍋和碗，放在離你遠一點的地方，或是上菜後放在廚房裡，讓自己必須花更多努力才能吃到第二份。

食物容器

一個井然有序的廚房，必須備有大量不同尺寸的保鮮容器，上面必須具備安全密封機制，避免食物滲漏或溢出。當你出門時最好隨身攜帶午餐，避開街上那些不健康的選擇，所以這些密封容器不可或缺。

冷凍密封袋和有蓋的密封盒都可用來冷凍煮太多的剩餘食物，方

便第二天再吃。小密封瓶和密封罐則可用來存放調味香料和各種自製醃菜。

整理食物儲藏室

請記住，你現在正在控制自己的食物。這代表你不該再依賴快速的方便餐、速食或線上點餐等。你的廚房食物儲藏區應該備有不易腐爛的各種物品，這些物品可以很輕鬆地搭配新鮮食物，製作出各式菜餚。因此，擁有一個儲備充分的食品儲藏室會使烹飪變得更容易，更有可能讓烹飪成為你的日常習慣。

穀物和豆類

如果你想減肥，建議你在吃義大利麵、麵條或白米飯時保持適量。如果你發現自己很難限制這些食物的話，那麼就不要把它們放在廚房裡。如果體重不是問題，你的目標只是讓身體變得更健康，那麼這些食物其實是可接受的。不論如何，較健康的麵粉替代品包括布格麥（bulgur，乾小麥）、庫斯庫斯（couscous，蒸粗麥粉）、藜麥（quinoa）、野米（wild rice，菰米）、糙米和蕎麥麵（由蕎麥製成）等。

豆類富含蛋白質和纖維，通常以乾燥裝袋或罐裝儲存。依據口味不同，可存放的豆類包括：紅扁豆（red split lentils）、紅腰豆（kidney beans）、黑豆（black beans）、去皮豌豆（split peas）、鷹嘴豆（chickpeas）、白腰豆（cannellini beans）和綜合豆（mixed beans）等。

罐頭食物和乾燥食物

切丁番茄罐頭和椰漿罐頭都是可以搭配多種菜餚的多功能配料,而荸薺罐頭則是炒菜的絕佳配料。

鮪魚、鮭魚、沙丁魚或鯖魚(番茄鯖魚而非油漬鯖魚)等魚罐頭,都是非常方便的零食。本身富含營養成分,尤其是 omega-3。鯷魚罐頭則可用來為你的菜餚添加鹹味和蛋白質風味。

水果罐頭應該浸泡在水裡而非糖漿裡。雖然罐裝水果失去了一些植化素成分,但仍然是新鮮水果的合理替代品(且可保存更久)。切塊鳳梨罐頭是很不錯的菜餚配料,可為某些菜色增添香濃的甜味。

醋和油

紅酒醋、白酒醋、米酒醋、味醂和義大利香醋(balsamic vinegar,巴薩米克醋)可以在烹飪完成後加到菜餚中,增添風味。

因為酸性味道會刺激舌頭中的「酸」感受器,提供更完整的味覺體驗。普通白醋可用來製作自己的醃製蔬菜,雪莉酒則可以為菜餚增添甜味。

請用特級初榨橄欖油、奶油、椰子油和無水奶油(澄清奶油)來代替一般植物油。瓶裝橄欖油不能直接擺放,因為它會被陽光降解,請將其避光收妥,延長新鮮度。

醬汁和調味料

醬汁可能包括第戎芥末（Dijon mustard，法式芥末）和英國芥末醬（也可用來當作自製醬汁中的乳化劑）、醬油、照燒醬、伍斯特醬（Worcestershire sauce，酸甜帶點微辣）、辣椒醬和是拉差甜辣椒醬（Sriracha sauce）。

醃菜

酸豆（Capers）可為菜餚增添濃郁的檸檬、橄欖風味，尤其是和魚以及義大利麵醬一起使用。醃酸黃瓜和橄欖，非常適合作為開胃菜拼盤。新鮮的醃菜可以輕鬆在家裡製作，例如醃紅洋蔥、小黃瓜（酸黃瓜）、胡蘿蔔、蘿蔔以及紅白高麗菜，它們都可作為維生素（A、B和C）和療癒性植化素的重要來源。

必備冷凍食物

備料充足的冰箱是好廚房的重要組成。冷凍水果和蔬菜不僅比新鮮水果和蔬菜便宜，而且在採摘後立即冷凍，代表料理時它還是新鮮的，並且保留了所有的植化素成分。蝦子在烹飪前不需解凍，鱈魚、黑線鱈和鱸魚等海魚通常會在捕獲後幾分鐘內冷凍，這也表示它們十分新鮮，可在冷凍狀態下直接烘烤。

整理你的調味料架

我說的不是第二章描述過的 E 號碼香料——充滿有毒化學物質、人工香精、乳化劑和色素的香料架。我說的是可做為一種營養來源的「天然香料架」，它們富含礦物質、維生素和重要的抗發炎植化素。這些烹飪用的天然香料，來自我們的植物朋友。

為了幫你的餐點賦予美妙的香味、氣味和嚐起來的好味道，廚房裡絕對少不了儲備充足香料的區域。

香料會以整粒種子（小茴香籽、小荳蔻莢、胡椒粒）或磨碎的香料形式出現。完整的種子可以讓風味保留更長的時間，甚至長達二至三年，一旦種子被壓碎磨成粉後，它們的油（含有獨特的風味和香氣）就會暴露在空氣中，氧化作用便會開始降低其風味。因此磨碎香料的保存期限較短，大約只有六個月。時間到了就應該更換為新鮮研磨的香料，而且應該把它們收納在遠離陽光處。

當你烹飪並在菜餚中添加不同香料時，請養成邊煮邊品嚐味道變化的習慣，這可以幫助你熟悉烹飪的感覺並增強信心。

我所推薦的香料包括：

- **胡椒（Pepper）**：完整或磨碎的胡椒均可。完整的胡椒粒會比黑胡椒粉保留更強的辣味。白胡椒通常比黑胡椒辣，但味道比較簡單。白胡椒也可用來代替一般湯品和巧達濃湯中的黑胡椒，避免湯裡有難看的黑點。
- **小茴香（Cumin，孜然）**：這是一種美麗、帶有泥味[3]兼具甜

3　譯注：例如種在泥土中的馬鈴薯或蘿蔔所帶來的那種土壤的芬芳氣息。

味的芳香香料，被用在印度、北非、中東、南歐和墨西哥美食中。小茴香種子是從歐芹科植物中採集，以種子或磨碎香料的形式，在烹飪開始時可以為油添加調味、在烹飪過程中加入作為醃料中的成分或加進印度優格中增味，也可以簡單地撒在烤蔬菜或沙拉上。

- **小荳蔻（Cardamom）**：完整或磨粉。這種來自印度和斯里蘭卡生薑科植物的香料，具有獨特的甜味和胡椒味。可用在芳香咖哩中，有時也會用於烘焙。
- **新鮮辣椒或乾辣椒（Chillies）**：添加到菜餚裡的辣椒可增加口感，在嘴裡帶來典型的灼熱感，也能增添風味體驗。辣椒亦與促進新陳代謝和減重有關。
- **辣椒粉（Chilli powder）**：多種辛香料的混合物，其中包括乾辣椒粉以及小茴香、大蒜粉、洋蔥粉和辣椒粉等香料的組合。
- **卡宴辣椒粉（Cayenne pepper，紅辣椒粉）**：完全由乾燥、磨碎的辣椒製成，比一般辣椒粉辣上許多。
- **紅椒粉（Paprika，紅甜椒粉）**：源自墨西哥的辣椒（甜椒）。通常會使用較淡和較辣的辣椒混合，調整辣度。它可以同時為食物帶來甜味、泥味和胡椒味，並讓食物呈現深紅色。紅椒粉通常被用於砂鍋燉菜（casseroles）和製作燒烤醬上，當然也可以撒在湯和蛋類菜餚上。
- **辣椒片（Chilli flakes）**：由乾燥紅辣椒製成，通常是較辣的卡宴辣椒品種。跟卡宴辣椒粉一樣，它們的辣味會比一般辣椒粉更強。
- **芫荽（Coriander，香菜籽）**：完整芫荽種子或磨碎形式。具甜

味，略帶檸檬味，可與小茴香完美搭配。這兩種香料經常被混合，做為綜合香料的基礎。

- **薑黃（Turmeric）**：幾世紀以來，薑黃一直被用於烹飪和醫藥方面。它的主要成分薑黃素，是一種強大且有益健康的抗發炎植化素。它源自薑科植物的根（新鮮薑黃看起來與新鮮生薑相似），可為食物添加深黃色。請確保薑黃粉末的新鮮度，以加強其健康益處。

- **葫蘆巴（Fenugreek）**：種子或葉子形式。這是許多咖哩菜餚不可缺少的香料，可帶來優良的抗氧化健康益處。在烹飪結束時添加，還可為食物添加苦楓糖漿（bitter maple-syrup）般的風味和香氣。

- **八角（Star anise）**：一種常綠喬木的乾燥果實和種子，原產於越南和中國地區。雖然與茴芹（anise）沒有關聯，但彼此味道相似。其甜甘草味主要用於湯、高湯、咖哩和茶。

- **肉桂（Cinnamon）**：整根或磨碎。源自斯里蘭卡肉桂樹的樹皮，可為食物賦予甜味和煙燻味，也常為世界各地美食佳餚增添濃郁風味，烘焙時經常使用。

- **肉荳蔻（Nutmeg）**：可為甜味和鹹味菜餚增添泥味、堅果味和甜味等味道。

- **丁香（Cloves）**：常與肉桂和肉荳蔻一起應用在甜食上。具有刺激感、甜味，類似於肉桂。添加到熱葡萄酒或烤火腿時，會產生所謂「聖誕節的味道」。丁香存在於中國的五香粉和印度的葛拉姆馬薩拉混合香料中。

請記住，這些新鮮香料會使食物味道更鮮美，更是良好飲食和生活的重要組成成分。瞭解它們的味道，學習如何組合這些味道，可讓新鮮美味的食物成為日常烹飪裡令人喜愛的一部分，進而改善你的體重和健康。

綜合香料

要找到正確的香料組合，必須花許多時間與多次實際的烹飪經驗；一旦做菜的次數越多，你就會變得越有經驗。為了讓事情簡單一點，我們也可以選擇現成的香料組合，例如義大利香料（Italian herb seasoning）、葛拉姆馬薩拉（garam masala）和恰特馬薩拉（chaat masala，印度風味）、五香粉（five spices，中國）、薩塔綜合香料（za'atar，中東）、摩洛哥綜合香料（ras el hanout）、柏柏爾（berbere，衣索比亞綜合香料）和七味粉（shichimi togarashi，日本）。這些都是烹飪專用的香料，裡面包含特定種類的研磨香料，有著正確比例，適合用於各種菜餚。

當然你也可以自行嘗試使用各種香料組合，來製作自己的綜合香料。使用研杵和研缽或香料研磨機來研磨香料種子，便可釋放出香料種子的天然風味和芳香油精。這些獨特的混合香料雖然可以保存數週，但越早使用味道越新鮮。

乾燥香草

乾燥奧勒岡（oregano，牛至）常用在義大利和墨西哥美食，也非

常適合搭配番茄和起司菜餚。月桂葉、百里香和羅勒可為燉菜和湯增添美味的甜味和香氣。乾燥迷迭香可為烤肉和慢煮砂鍋菜（slow-cooked casseroles）賦予獨特風味。乾薄荷則用來為雞肉和羊肉醃料或豌豆湯，增添微妙的甜味和鮮味，也可以撒一點在切碎的中東沙拉上。

新鮮香草

與其從超市購買只能保存幾天的新鮮香草，不如（如果你有時間的話）在廚房裡準備各種自己種的香草植物。你可以從種子開始種，也可以直接購買小盆栽。那些方便在室內種植且可用於許多不同菜餚的香草，包括羅勒、薄荷、牛至、細香蔥、迷迭香和歐芹等。

正如我們在第五章所說，植物只需要一些水和大量陽光，就能轉化空氣中的二氧化碳而生長。所以要把它們種在能獲得長時間陽光的窗戶旁（如果你的地點在北半球，最好是朝南的窗戶）。不要為室內香草澆太多水，而且就算做菜時不會用到，也應該在它們長到約15公分高時偶爾修剪掉一些葉子，讓植物可以進一步生長，如此一來它們就可以茁壯成長。

鹽

鹽應該被認為是烹飪中最重要的「香料」。加鹽不只是讓食物的味道變鹹而已，還可協助釋放出其他已添加香料的風味和香氣。正如莎敏・納斯瑞特（Samin Nosrat）在她的《鹽、油、酸、熱》（*Salt Fat Acid Heat*）一書中所說，如果沒有鹽，食物就會「漂流在無聊的海洋中」。

鹽對食物風味的影響，確實比任何其他成分都來得大——「調味」一詞主要指的就是鹽。做飯時你會不斷試吃食物，在一點鹽到一匙鹽之間做抉擇，看看食物的味道是否可以得到增強或改善。雖然食物嚐起來不該太鹹，但也不能太淡。你應該添加適量的鹽，剛好足以讓使食物的味道爆發出來即可。

鹽還能降低食物中的苦味，若想讓食物中的苦味變甜，鹽可以成為比糖更好的替代品。除非你有高血壓或腎臟問題，否則在烹飪中所使用的鹽量基本上不會構成健康問題。

並非所有鹽都長得一樣或具有相同的味道，例如廚房中常見的食鹽，就因為添加碘而帶有金屬味。此外，食鹽通常含有人工抗凝結劑，這是為了防止鹽巴結塊，使其可以順利倒出。海鹽是由海水蒸發後形成，含有天然海洋礦物質，所以會是更好的選擇。而從喜馬拉雅山脈附近礦井提煉出的喜馬拉雅鹽，外觀是一種粉紅色的岩鹽，含有微量的鎂、鉀和鈣，也是海鹽外的另一種選擇。

膳食計畫

提前規劃可讓烹飪體驗更輕鬆愉快。在規劃每週菜單時，請先準備好一份自己最喜歡的食譜清單，當你學會烹煮更多道菜時，便可定期增補這項清單。

你可以先查看一下自己和家人的每週行程，找出不需做飯的日子。然後規劃本週菜單並寫下所需食材（先檢查目前手邊擁有的食材）。理想情況下，你應該在有空閒、不急迫且沒有壓力的情況下購買食材。你也可以從農夫市集購買更新鮮的食材，或者查看一下線

鹽的注意事項

鹽是家庭烹飪的重要角色。它可以為你的菜帶來美妙的味道，尤其是在肉類和魚類菜餚中。大多數廚師應該都希望能慷慨地用鹽，然而這是否會有健康上的顧慮呢？多年來，「鹽的論戰」一直存在，大多數人認為應該謹慎攝取鹽分，因為吃太多鹽會導致高血壓。政府的相關健康指南也建議我們將鹽的攝取量，從目前的每天 3.4 克減少到每天 2.3 克，相當於 1 茶匙。不過最近的報告顯示，鹽可能不像以前想像的那麼危險。

將鹽與高血壓相互關聯的研究，大都基於 1970 年代的實驗。紐約「布魯克赫文國家研究所」（Brookhaven National Laboratory）的科學家路易斯‧達爾（Lewis Dahl），對老鼠餵食大量鹽，觀察到老鼠在餵食鹽時血壓上升，因而證明兩者之間存在關聯性。然而，為了在實驗中得到陽性結果，他餵食老鼠的鹽量相當於人類每天攝取 500 克的鹽，亦即每天吃下超過 80 茶匙的鹽！

根據最近一項針對 6,250 人進行的大型實驗「限制鹽攝取量對健康影響」，分析發現沒有任何證據可以證明減少鹽的攝取量能降低高血壓、心臟病或中風的風險。更進一步的研究則發現，從腎臟排出較少鹽的人（因為攝取的鹽較少）死於心臟病的風險反而更高。最近的研究已轉向加工食品，認為它們才是造成高血壓和心臟病的主因。不過造成健康風險的似乎不是這些食物中的鹽，而是含糖的份量，更可能是因為它們含有工業級數量的糖分，尤其是果糖的含量所造成。

上鮮食配送服務。現在坊間有許多食材公司（例如英國有 Oddbox 和 Riverford），可幫你把訂購的鮮採水果和蔬菜直接送到家裡。此外也有其他的線上網站，提供了高品質的冷凍肉和魚。

你也可以考慮使用 Gousto、Hello Fresh 或 Mindful Chef 等快煮餐外送公司來烹飪晚餐。他們會在一整個包裝盒中提供適量的食材原料和調味香料／香草等，還會附上簡單明瞭的烹飪說明，讓學習新烹飪技巧和新菜式的過程變得更有趣。

烹飪前的小提示

閱讀打算烹煮菜餚的食譜，備妥需用到的所有食材和香料，確保你的烹飪工具都已備妥。如果缺乏某種特定食材，請大膽嘗試變更食譜內容。如果你在做菜方面的經驗不足，請記住跟學習任何技能一樣，做菜的次數越多，就會做得越好。如果成品看起來或嚐起來不如所願，也請不要灰心。一邊做菜一邊學習，嘗試錯誤也沒關係。

烹飪技巧

為了加強烹飪的信心，可以試著學習一些新的做菜技巧。你可以去上烹飪課，也可以從大量關於做菜主題的 YouTube 影片中輕鬆學習。這裡有幾個技巧，對於學習烹飪非常有幫助。

刀工可讓你成為更好的廚師，因為這是所有烹飪的基礎，而且每天都會用到。在大多數情況下，你會用到的是較大的主廚刀。請在靠近刀片處握住刀柄；切菜不該是斬擊的動作，而是像波浪一樣的搖擺

動作。你該掌握的廚房刀工技巧包括切塊、切碎、切條（將蔬菜切成條狀）和切絲（例如把紅蘿蔔切成火柴棒大小的細條塊）。

煸炒（Sauté）是用少量油在高溫下快速烹調食物的過程。在添加食用油之前請先熱鍋，先在鍋上滴幾滴水來檢查溫度，應該加熱到水會發出嘶嘶聲並迅速蒸發為止。炒菜使用的油應該要具有更高的發煙點（可高溫烹煮），所以在這種烹飪方式下，無水奶油會比橄欖油更好（素食者可以使用鱷梨油）。在煸炒食物時，應該規律地以翻炒或抖搖的方式翻動鍋中食物（sauté 在法語的意思就是「跳躍」），有點像翻煎餅時的動作。

烘烤（Roast）是一種以加熱管與熱風在烤箱中烹飪食物的方法，這種方法可讓食物在各個方向均勻受熱。烘烤食物分成三個重要階段：焦化（searing），讓食物外部呈棕色，並產生香味；熟化（cooking），將食物置於正確的溫度和正確的持續時間下，直至完全煮熟；收汁（resting，烘烤肉類時），讓汁液有時間在肉中重新分布，使切割更為容易。

「乳化」（Emulsification）作用是讓水基液體和油基液體相互混合的方式，通常用於製作新鮮醬汁。這種作用被廣泛應用在使用人工成分的加工食品中，不過它也是廚房裡應該學會的基本烹飪技巧。我們都知道油和水無法互溶；即使被大力搖晃或攪拌在一起，也會在不久後再度分離。天然乳化成分可充當中間人，同時留住水基和油基液體，形成乳濁液（emulsion）——即通常無法混合在一起的兩種液體所形成的混合物。油和醋就是很好的例子，要把它們混合在一起，形成不會分離的油醋醬（vinaigrette），就必須靠乳化劑。在你的廚房裡，最有用的乳化劑包括芥末醬（尤其是第戎芥末）、蛋黃和蜂蜜。在食

焦糖化與褐變

每個優秀的廚師都知道高溫烹飪食物時可能發生的兩種重要化學反應：梅納反應（Maillard reaction）和焦糖化（caramelization）。

在烘、炒或燒烤任何含有糖與蛋白質的食物時，梅納反應會在溫度達到攝氏150度左右時發生。此時食物外層的氨基酸和糖會發生化學反應，形成棕色色素並釋放帶有蛋白質風味的化合物，賦予食物美妙的味道和香氣（大家可以回想一下烘烤腿肉或肉類燒烤的香氣）。在烘烤前，可先將肉煎一下，利用這種反應來增添額外的風味。其他靠這種化學反應變成棕色的食物有裹粉炸牛排、烤麵包皮（baked bread crust）、烘咖啡豆和煎蛋美味的棕色脆煎面等。

當含糖食物用小火烹調時，則會發生焦糖化現象。食物中的糖被氧化而變成棕色，味道也變得帶點甜味和堅果焦糖味。例如用噴燈輕輕加熱糖後製成的焦糖布丁表面，以及用平底鍋慢慢煎至變甜呈棕色的焦糖洋蔥等。

物中添加其中任何一種，都可以協助形成乳濁液。

醃製（Brining）可在烹煮肉類或魚類時，扮演帶出美妙風味並保持水分的重要角色。當鹽滲入肉（或魚）中，會導致肌肉中的蛋白質鏈斷開，並與其他未纏繞的蛋白質纏結，而這種蛋白質的「編織」會吸引並保留水分。煮熟後還能保持住水分，這意味著肉或魚會更多

汁，而且不易煮過頭。除了能讓肉變得更多汁之外，鹽本身還可增強食物的味道和香氣。

醃製時要添加大量的鹽，所以請不要使用鹽瓶，因為它較難提供足夠的鹽；請倒出一大把鹽直接撒在肉上，這樣可以較完整地覆蓋住大部分的肉。鹽需要一段時間才能滲入肉中，肉越大越厚，鹽深入滲透所需的時間就越長。中等大小的牛排可以在烹飪前幾小時加鹽。若是整隻雞或大塊肉，最好在烹飪前一天就開始醃製。如果你想醃製大隻的聖誕節或感恩節火雞，還可以考慮使用密封醃製袋；加到袋子中的鹽水，應該要像海水一樣，也就是非常鹹。

魚吸收鹽的速度比肉快得多，所以魚的醃製可在烹調前 15 分鐘左右進行。使用適量的鹽醃製後，你就可以真正體會到魚的多汁和美味。

口味搭配與調味

在烹飪和品嚐食物時請記得，人類的味覺喜歡嘗試各種不同口味。鹽是最主要的調味料，適量添加可以充分發揮菜餚的風味。此外，也請記得在菜餚中添加一些甜味（成熟的番茄、鳳梨等）和一些苦味（檸檬、醋），這可以讓你品嚐到更完整的味道。

接著還要注意「口感」——人們喜歡食物具有柔軟、耐嚼和鬆脆的「對比」，也喜歡能夠覆蓋口腔各個部位的油性醬汁或乳濁液。

最後，請注意菜餚的外觀。人類喜歡顏色對比，所以盤子裡的食物顏色越鮮豔，餐點吃起來就越美味。

第十一章
最後點餐
食物為何重要

請閉上眼睛想像一下。你正在一間明亮的白色房間裡，坐在一張白色桌子旁。在你面前擺著一個白色大盤子。接著請想像，這個盤子裡有你最喜歡的加工食品——也許是一份炸雞、薯條或漢堡，也可能是蛋糕、巧克力或鮮豔耐嚼的糖果。盤子裝得滿滿的，你的任務不光是品嚐所有食物，還要把盤裡的食物通通吃乾淨。你本來並不餓，但在開始吃東西前你一樣覺得很開心，因為這些顏色鮮豔的食物正吸引你吃下它們。請再想像一下，你開始一口一口地咀嚼這些食物，牙齒將食物切碎，釋放出人造乳化劑，讓舌頭愉快地塗覆一層油，感受到釋放出來的化學調味料正在嘴裡舞動，直到它們抓住舌頭上正確的味覺感受器，欺騙你的大腦說它喜歡這種食物。當食物進入你的消化系統時，請想像有一台精密的掃描儀，讓你可以看到身體裡正在發生的所有化學反應。於是你會看到當食物進入血液，糖和油阻礙了你的正常食慾調節系統。你還注意到食用色素和調味料中的化學物質，正與全身的免疫系統發生衝突。然而你的大腦並未意識到正在形成的傷害，仍然像一盞壞掉的燈一樣興奮閃爍著。接著畫面又回到你，正吃下最後一口加工食品，你開始感到噁心和臃腫，因為當你吃下這些食物時，這些食物就變成了你。

在這本書中，我們已經瞭解到加工食品和任何含有過多糖、精製

碳水化合物、果糖和植物油的食品,都會對健康造成可怕的影響。這些加工食品會破壞正常的體重調節系統,導致體重增加。吃下太多這類食品,我們的體重設定點會攀升到不健康的高點,讓身體以脂肪形式儲存過多能量。我們的大腦無法感知到多餘的脂肪,因為本來應該通知能量儲存狀態的瘦素訊號被阻礙了。此外,我們的大腦會抵抗那些透過計算飲食熱量或運動來減肥的嘗試;請各位牢記,大腦不僅能操縱我們的代謝能量(約 600 大卡),還可以對我們發送強大且無法抗拒的食慾訊號,讓你在健身房運動一小時或少吃 1,200 大卡飲食的努力,瞬間就被抵銷。導致體重增加的並非這些食品所含的熱量,而是這些食品對我們身體的作用,也就是大腦讀取這些食物中的訊號,並把我們的體重錨移到更高的數字的原因。這也是為何當你嘗試透過限制熱量來減肥時無法長期有效的原因;你可能認為自己在「計算熱量以減少體重」的戰鬥中已經贏了幾週,但你的身體終將贏得最後的「體重恢復」之戰。

要想減重並繼續維持體重的最佳方法,就是聰明地瞭解食物對於體重調節系統的影響,接著透過養成更好的習慣,來避開那些不好的食物。也就是說,你必須戒掉大多數加工食品,並透過減少食物分量,只吃到滿足而非吃飽,來注意並減少食物中的碳水化合物含量。同時,也不該在兩餐之間或晚上睡前吃零食。

這不僅關係到我們的體重,也關係到我們的健康;超加工食品含有多種人工化學添加劑(防腐劑、色素和調味劑),已被證明會增加罹患嚴重過敏、慢性發炎和退化性疾病(例如氣喘、疼痛性關節炎、發炎性腸道疾病和阿茲海默症)的風險。

食用過多加工食品,也會剝奪食用天然食物時會攝取到的食物本

身帶有的健康抗發炎和抗氧化（抗衰老）作用。一旦減少這些天然植物藥的攝取，就會增加罹患發炎性疾病的風險。

然而，要杜絕加工食品和糖說來容易做來難。加工食品經過科學設計，外觀精美，味道誘人，還靠著點亮大腦的獎勵途徑，讓我們感覺良好。加工食品透過這種專業的設計和行銷，輕鬆吸引我們上鉤，這就是食品公司想要達到的目的：提高銷量和利潤。這些不良飲食習慣，可以輕易在脆弱的大腦裡根深蒂固，讓你難以戒除它們。

那麼，我們到底該如何改變呢？首先，請你放心，我們已經在改變了。一分一秒，日復一日，每個人都在不斷改變自己的身分。每當我們學習或體驗新事物時，都會改變我們對世界的看法以及對世界的反應方式。藉由學習和瞭解加工食品的危害，瞭解新鮮食物對身體的治療效果，我們就能改變。一旦理解這些被加工食品刻意引發的衝動渴望，以及它們如何刻意促使我們回想吃下加工食品的快感，我們就不太可能想繼續吃這類食品了。

讀完本書後，你對周圍食物環境的看法，很可能已經產生了改變。因為現在你已瞭解體重增加或減輕的機制，你的體重錨會根據食物和周圍環境上下移動；光憑這點，就讓你與剛開始閱讀本書的那個人有所不同。我希望你可以透過瞭解加工食品導致體重增加和疾病的風險，瞭解到天然食物對健康的好處，並讓你注意到你的食物偏好在逐漸改變。這種身分轉變是第一步，也是最重要的一步。你必須先感受到來自內心的徹底改變，亦即當你像一個更健康的人一樣行動和思考時，身體就會在接下來幾週或幾個月內迎頭趕上，呈現新的面貌。這種心態的改變，會為你帶來力量。

「習慣」在日常生活中扮演了相當重要的角色，它不僅主導我們

日常 45％的行為，而且會在我們並未注意的情況下進行，因為我們剛開始並不會意識到自己做出這些習慣性的決定。研究人員越來越瞭解習慣對於生活的影響力，幸運的是，改變習慣的科學也不斷在進步。我們可以利用這些科學上的進展，幫助自己改變習慣，進而提升我們的健康和生活品質。

改變習慣的科學告訴我們如何辨識出壞習慣，並用好習慣來改掉它們：透過改變我們的環境和身分，消除引發壞習慣的誘因，讓養成該壞習慣的行動變得更困難等等，都有助於改變習慣。我們還可以引入其他習慣的觸發因素，提醒自己養成更健康的習慣，讓好習慣更容易執行。透過重複動作後，這些好習慣將成為我們自身不可分割的一部分，讓我們不需思考或意志力就能自動執行。

除了改變飲食習慣可以影響體重和健康以外，在我們的環境中還有許多作法可以改變大腦的體重錨位置，包括：

- **降低皮質醇**：這種壓力荷爾蒙會讓胰島素增加，而導致體重增加（因為瘦素訊號的傳遞路徑被阻斷）。我們可以找出家庭和工作上的壓力並加以處理。如此便可降低皮質醇，身體也會因此回應，將體重錨移回原位。
- **改善睡眠模式**：褪黑激素是人體在夜晚來臨時所釋放的嗜睡激素。當大腦感覺光線減弱，便會釋放這種激素，讓身體做好睡眠的準備。不幸的是，對許多人來說，這種天然的安眠藥並未在睡前及時釋放。因為我們住在光線充足的房屋或公寓裡，直到很晚都還盯著螢幕看。當褪黑激素無法釋放，睡眠就會受到干擾。如果可以在睡前一小時調暗燈光，並關閉螢幕，便可重

新產生天然的褪黑激素，這麼一來，便能獲得更安穩的睡眠（至少七至九小時），進而降低皮質醇（如前一段所提），減輕壓力，讓減重變得更容易。

- **運動習慣**：我們已經知道，如果想純粹透過運動的熱量消耗來減重，可能必須每天進行極限運動才能達成。因此光靠適度運動，並不能成為減重的萬靈丹；你必須每天在健身房花一小時運動，再加上某種限制熱量攝入的作法，才能超越人體代謝的適應能力（亦即在必要時節省能量消耗的能力）。不過，運動對我們仍有很多好處，除了幫助胰島素訊號順利傳遞，還可減少皮質醇分泌。所以運動應該成為你日常生活的一部分，也就是一件你喜歡做的事。當運動結合健康的飲食變化和壓力的減輕，就能協助減重。

減輕壓力、養成健康睡眠習慣和定期運動，都對體重和健康有重要助益，然而若不改變飲食習慣，它們的成效就會有所限制。我們吃下的食物造就了我們，因此飲食的品質，就是未來健康最重要的組成部分。一個準備完善的廚房空間，配上正確廚房用品，加上存放香料、香草和其他食材的食品儲藏室，以及冰箱中的大量新鮮食物，都讓改變飲食習慣變得更容易。一旦計畫好要烹飪的菜餚，就可以在享受營養健康食物的同時，磨練你的廚師技能。

在本書的最後，我們將提供一些很棒的餐點創意，讓你、你的家人和朋友們一起享用和品嚐。

祝你胃口大開！

Bon Appetit！

第十二章
全球廚房

「開始做飯的時候,我已經三十二歲了;在那之前我只會吃飯。」

——茱莉亞‧柴爾德[1]

尚比亞路沙卡,1987 年 9 月

二十一歲時,我從醫學院休學一年,到非洲尚比亞偏遠地區的醫院擔任志工。這是多事的一年,醫療人員短缺,我必須同時扮演醫生和助產士的角色。我接生過許多嬰兒,穿過鱷魚出沒的水域進行緊急救護,組織了疫苗接種診所,甚至還曾在捐血給大量出血的病人後,立刻幫他動手術止血(同時因捐血而暈眩)。

還記得抵達尚比亞那天,我探索了路沙卡這座繁華而潮濕的首都。逛到晚上,我的肚子很餓,在我試著找到旅館的正確位置時,看到一個女人在露天的爐子上做飯。她正在煎洋蔥、大蒜、辣椒和一些看起來像長長的綠色蔬菜的東西,鍋裡傳來的香氣令人垂涎欲滴。如同世界上大多數貧困地區的情況,這裡的人們非常慷慨;她覺得我餓

1　譯注:Julia Child,HBO 影集《傳奇廚神茱莉亞》的故事主角。

了，便直接盛了一盤食物邀我品嚐。味道真的太棒了——胡椒味、鹹味，還有她擠在上面的酸橙滋味。盤子裡像綠色蔬菜的東西很有嚼勁，嚐起來有蛋白質的味道。我很想學習如何做這道菜，因為它令人上癮，而且我確信它十分營養。「這些是什麼？」我向她問道，同時在手裡正拿著其中一個，準備吃掉……

她笑著說：「這是毛毛蟲，現在是毛毛蟲的季節。」

贊比亞的毛毛蟲季很短。賣家會在地上鋪一塊布，然後把幾百隻乾掉的毛毛蟲排列好，供挑剔的買家購買。可惜第二天我就出發了，沒機會學習如何製作和再次品嚐那道胡椒毛毛蟲了。我想，如果我事先知道這道菜裡有什麼的話，可能就會婉拒她的邀請，也永遠無法體驗到這種異國風味。我的文化和對吃什麼和不吃什麼的先入為主觀念，會讓我否決嚐嚐看的想法。

西方文化的飲食規範，有時會成為改變飲食內容和飲食方式（形成我們的身分）的障礙。例如，許多非西方文化沒有我們所謂的「早餐食品」——他們在早上吃的食物與午晚餐所吃的食物類型相同。這樣的早餐會比傳統西式早餐更營養，碳水化合物的含量也少得多。

在本書最後一章，我列出了一些食譜的想法供各位參考。這些食譜的目的是在為各位提供營養，幫助減少體內的發炎反應並改善自然代謝途徑。我推薦的這些食譜規劃能適用一輩子，協助你開始你的轉變——這些食物能讓你的身體不再含有過多的 omega-6 脂肪酸，不再發炎或浮腫，也讓身體不會因想要維持脂肪存量而變得遲緩。你體內的組織將恢復到發炎與抗發炎 omega 脂肪之間應有的健康比例，讓胰島素能正常運作，並讓大腦感知到減肥激素「瘦素」的釋放。於

是，你的體重會自然減輕（正是我們想要的），發炎狀態也會自然消退（正是我們擔心的）。避免攝取大量的糖和非自然的精製碳水化合物，也會減少你的胰島素（讓它變得更有效），進而釋放出更多瘦素訊號。果糖也將無法透過高甜度加工食品和碳酸飲料，向你發出增加體重的訊號。

我必須先說明，透過攝取營養食物帶來身體變化並非一蹴可幾的事。你可能必須吃正確的食物長達十二個月，才能讓身體發生變化，因為 omega 脂肪需要一段時間才能完全進出身體。不過當你的身體轉變為全新的你時，就會是終生的修復。它的效果確實如此強大，你百分之百感受得到，因為你的身體新陳代謝將會變快，免疫系統變強，大腦也更平靜。你會自然而然地變得更苗條、更健康……最後，你也會對自己感到更滿意。

我將在以下內容列出關於早餐（如果需要）、午餐、晚餐和零食（同樣是在需要的情況下）的一些推薦。

世界各地的天然健康美食實在太多，無法在有限的頁面內完整涵蓋。所以我嘗試以不同地區作為區分，包括美洲、非洲、中東、歐洲和亞洲等。每道菜都經過專門挑選，不僅味道鮮美、易於準備，而且有助於改善營養。請讓這些食譜成為你美食之旅的開端。有關如何烹飪這些食譜的更多詳細訊息，請造訪 www.mymetabology.com 網站，網站上將定期更新更多菜餚和創意飲食。

代謝學的營養[2]

- 減少或根除飲食中的超加工食品和速食。
- 適量使用糖和精緻碳水化合物（例如小麥）作為烹飪原料。
- 完全不使用植物油[3]，並減少食用農場飼養的雞肉、牛肉和豬肉等飽含 omega-6 的天然食物，進而減少攝入 omega-6 脂肪。
- 增加富含 omega-3 脂肪的食物份量，包括野生（非養殖）魚類、草飼牛肉、羊肉和綠葉蔬菜等。
- 請不要避開富含飽和脂肪的天然肉類來源。
- 烹調時自由使用鹽。[4]
- 盡可能不要在兩餐之間吃零食。
- 試著使用較小的餐盤進食。
- 如果可能的話，請盡量與家人朋友一起享用美食。
- 如果不會做飯，請嘗試學習如何做飯。

2　原注：「代謝學」（Metabology）是我的第一本書《我們為何吃太多》中介紹過的名詞。也就是對於新陳代謝、影響能量（熱量）進出身體的流動方式，以及人體的能量使用和能量儲存（以脂肪形式）方面的研究和理解。

3　原注：葵花油、芥花籽油、玉米油、棉籽油、菜籽油、紅花籽油、人造奶油、「容易塗抹」的假奶油和起酥油等。

4　原注：如果本身沒有高血壓或相關疾病的話，其實可以隨意用鹽來為烹飪增添風味。倘若你無法確定，請先諮詢你的醫生。

早餐

雖然有人說早餐可以幫助你在早上集中注意力，然而並沒有合理的原因證明早餐是必要的。許多人在早上並不覺得餓，我們的史前祖先也不會一覺醒來就開始吃飯。他們通常是在飢餓的驅使下才出去打獵或採集食物。因此，我們的身體並沒有演化到一睡醒就需要食物。

不過我們確實知道，固定在一天中的特定時間段進食，對人體的胰島素狀態和體重都有好處。從這方面來看，每天早上晚一點進食和在傍晚停止進食的作法都一樣好。[5]

如果你早上不太會感到飢餓的話，我建議你喝一杯加了新鮮檸檬的熱水來喚醒身體，這樣就能啟動你的新陳代謝，讓你為接下來的一天做好準備。雖然並沒有科學試驗證明早上喝熱檸檬水對你有益（可能因為檸檬產業從未想過贊助這樣的實驗），但有很多人都會這樣做，也覺得這對他的身體有所助益。我發現這種「持續流傳」的事物往往有其效用，這種來自現實世界的證明甚至可能比許多科學實證更具效力。

如果你很趕時間，但仍想吃一頓簡單營養的早餐，那麼在新鮮的全脂希臘優格上撒上漿果和一點蜂蜜，將會是一天的良好開場。如果你想要方便快速的阿拉伯式早餐，請嘗試吃三顆阿拉伯椰棗配紅茶或咖啡[6]，這也能讓你精力充沛，充滿活力地展開新的一天。

早餐應該避免的主食，正好就是我們經常吃的早餐食物。例如麥

---

5 原注：例如白天限定六至八小時的進食時段，其餘時間僅飲用零熱量飲料（水、花草茶、黑咖啡等），絕對是值得嘗試的好習慣。

6 原注：三顆椰棗是阿拉伯人的傳統，據說有益於減肥和性能力。

片、吐司和柳橙汁（或任何新鮮果汁），都會導致血糖波動，讓你一整天都渴望含糖食物。因此，早餐請避開這些食物。

如同前面所說，世界上有許多地方在早餐吃的食物，也可以在一天中的任何時間食用。例如以健康和長壽著稱的日本人，通常會以酥脆的油炸（或烤）鮭魚、一些米飯、漬物、味噌湯和綠茶，來展開新的一天。在加勒比海地區的千里達及托巴哥共和國（Trinidad and Tobago），人們最常吃的早餐是炒加勒比海綠豆（fry bodi），由長青豆（long green beans，類似四季豆）和番茄製成，搭配大蕉（plantain）或大餅（flatbread，扁麵包）——也就是由美味和高蛋白質所展開的一天。哥斯大黎加人早上會吃黑豆飯（gallo pinto），這是一種米飯加上豆類、酸奶油、酪梨和雞蛋的美味混合餐點。你可以試著把上面這些餐點當成早餐或時間稍晚的一頓正餐。

傳統日式早餐

脆皮煎鮭魚、壽司米飯、味噌湯和日式漬物

在料理酥脆的煎（或烤）鮭魚前，記得先以鹽醃來為鮭魚調味。煎魚時保留魚皮，先把一面煎至金黃酥脆，再把鮭魚翻面煎熟。

記得先煮壽司米（可在醃好魚後煮），只要按照包裝上的說明烹煮即可。

也可以使用預先準備好的味噌湯，因為現做可能很花時間。

日本漬物的部分，只要將生薑／蘿蔔／黃瓜／胡蘿蔔切成薄片

（使用曼陀林削皮器或一般馬鈴薯削皮器），與白酒醋[7]、鹽和糖混合調味即可。

將所有餐點分別放入小碗中，以醬油調味，然後用筷子慢慢品嚐食物。

千里達早餐

炒加勒比海綠豆配大蕉或大餅

將 2 顆切碎的熟李子番茄（plum tomatoe）、1 顆洋蔥和 7 個壓碎的蒜瓣放入大煎鍋中，煎至食材變軟。加入一束細長青豆和鹽（2 茶匙）。用中火翻炒，接著蓋上鍋蓋 10 至 15 分鐘。當豆子開始皺縮、變色，而裡面的天然汁液蒸發或幾乎蒸發乾時，炒加勒比海綠豆就做好了。

請趁熱或在室溫下，配上大餅或油炸（或煮）大蕉一起食用，記得加點辣椒醬來激醒自己！

7　原注：白酒醋中的醋酸，有助於降低白米為體內帶來的血糖高峰。

哥斯大黎加早餐

黑豆飯──哥斯大黎加豆與米

哥斯大黎加是世界人口中最健康的國家之一，因此也出現在著名的《藍色地帶》(*Blue Zones*) 一書中，該書分析了世界各地人們在九十多歲時經常可以維持健康和活躍的地區。傳統而豐盛的哥斯大黎加早餐被稱為「黑豆飯」(gallo pinto)，其字面意思是「有斑點的公雞」──因為黑豆和米飯看起來就像公雞羽毛上的斑點。

把切碎的洋蔥（最好是白洋蔥）和甜椒在橄欖油中煎幾分鐘至變軟。加入 2 顆切碎的蒜瓣，再煎一分鐘。接著加入 2 杯黑豆（再加點水）、3 杯煮熟的米飯和 1/4 杯的利扎諾莎莎醬（salsa Lizano）[8]，或者加入伍斯特醬也可以。充分混合後再煮 3 至 4 分鐘。

煮熟後裝盤，撒上切碎的香菜。黑豆飯還可以搭配優格、新鮮番茄、酪梨片和煎蛋白。Pura vida!（純淨的生活！）

---

[8] 原注：利扎諾莎莎醬是哥斯大黎加的國醬，帶有甜、辣和泥味，而且很容易在線上訂購。

外帶午餐

訣竅

- 從家裡帶食物去上班,把食物放在公司冰箱裡。
- 晚上多做點食物,可以當成第二天的午餐。
- 預作餐點:預先煮好的湯、燉菜、咖哩、烤蔬菜、辣椒醬等,可以幫你節省一週中準備餐點的時間。
- 在上班途中可使用保冷袋裝沙拉、三明治、優格等,或使用真空保溫瓶裝湯和燉菜。

沙拉

如何製作沙拉:

1. **選擇精瘦蛋白質**(lean protein,脂肪含量少)。例如烤(草飼)牛肉或羊肉、烤鮭魚、蝦、罐頭魚(鹽水或番茄而非油漬)、毛豆、茅屋起司、菲達起司(feta)、莫札瑞拉起司、鷹嘴豆或扁豆。
2. **加上精選的生菜或燙熟的萵苣和蔬菜。**嘗試各種質地和口味,包括鬆脆的葉子(菠菜、芝麻菜、生菜、切碎的高麗菜)、甜番茄、辣椒、甜玉米和磨碎的胡蘿蔔、紫蘿蔔(hot radish)和辣椒、鹹洋蔥、奶油酪梨和冰鎮的熟蔬菜(如青

花菜、青豆、蘆筍和烤土味南瓜）。甚至也能添加水果，可嘗試蘋果、梨子、甜瓜、桃子或葡萄等。
3. **加入全麥或高纖維碳水化合物。**例如糙米、藜麥（袋裝熟食即可）、全麥麵食、庫斯庫斯、新鮮馬鈴薯或烤地瓜等。
4. **添加健康調味料。**使用特級初榨橄欖油和檸檬或醋（分開保存，在食用前搖勻倒入），並用芥末、香草、大蒜、辣椒、紅椒粉、醬油、味噌或生薑調味。若要加奶油類調味醬，請使用優格或酪梨醬。
5. **其他想加的喜好配料。**撒上芝麻、酸豆、橄欖、石榴籽、醃菜或果乾，以增添風味和額外營養。

熱食

備餐烹飪（Batch-cooking，指一次煮大量菜分次吃）者的最愛，可以放進真空保溫罐或在公司加熱。
- 自製湯品（扁豆、蔬菜、冬南瓜湯）
- 燉菜和砂鍋菜——使用精瘦蛋白質和大量蔬菜
- 辣肉醬——使用瘦牛肉末並加入豆類來增加份量
- 法式雜菜煲（Ratatouille）

- 義式蔬菜蛋餅（使用蛋白）或無皮法式鹹派
- 咖哩（菠菜、鷹嘴豆、扁豆）

點心

外帶零食

- 米餅——這是一種很棒的零食（上面可以放酪梨、軟質乳酪、番茄等）
- 新鮮水果——新鮮莓果是最好的
- 切碎的生菜沾優格（在優格裡加入檸檬、鹽、糖和新鮮香草加以調味）
- 瘦肉切片——草飼牛肉或羊肉片
- 優格——盡可能選擇高蛋白質的希臘優格或冰島優格
- 毛豆
- 康堤起司（Comté cheese）切丁
- 不加糖（只加鹽）的自製爆米花（非微波爐爆米花）
- 新鮮的法式魚肉醬（參考後面的鯖魚肉醬食譜）
- 罐頭魚（鹽水或番茄醬，而非使用植物油的油漬魚）

鯖魚肉醬

這是道菜可以作為美味營養的午餐、開胃菜或零食。請購買現成的燻鯖魚（約一包或 250 克），預先去皮。接著將 120 克奶油乳酪、少許切碎的洋蔥（可選用）、1 茶匙辣根醬（horseradish sauce）、碎檸檬皮和檸檬汁，加上一些歐芹或香菜葉，一起放入食物攪拌機，打成肉醬並倒入小碗中。

配上自製大餅（見下文）和切碎的黃瓜，剛好兩人份食用。

無麩質大餅

這款無麩質大餅的配方，來自我的朋友、受過藍帶訓練的專業無麩質糕點廚師法比亞娜（Fabiana）。餅的質地優良，味道鮮美，還可以大量製作冷凍備用。

把 1/2 茶匙乾酵母和 1 茶匙糖加入 1.2 公升的溫水（約攝氏 40 度）中。用錫箔紙覆蓋，直至溶解（3 分鐘）。接著在碗中加入 150 克木薯粉、100 克米粉、100 克燕麥粉、1 茶匙黃原膠（玉米糖膠）和 1 茶匙鹽加以混合，再加入 3 個蛋白和 20 毫升特級初榨橄欖油。

倒入酵母水,揉成麵團,接著分成 4 至 5 個小麵團。將每個小麵團揉成薄薄的圓形麵餅,然後在高溫的煎鍋或不沾鍋上煎(不用油直接煎),直到兩面都變成棕色。

漬物

漬物是許多菜餚的絕佳配料,它們可以為菜餚添加酸味,與料理中的其他味道形成對比,凸顯菜餚的風味。漬物做起來很簡單,一小時內即可食用,還可以在冰箱中保存長達兩個月。在一般的日本家庭中會備有各種自製漬物供選擇。請記住,醋酸在代謝方面具有神奇的作用,可以抑制碳水化合物引起的快速糖分上升。請將你所選擇的黃瓜/胡蘿蔔/洋蔥/高麗菜/蘿蔔/生薑切成小片(請注意,蔬菜質地越緊實或越堅硬,就要切得越小〔或越細〕,因為浸泡它們需要花更長的時間),放進消毒過的密封罐中(可加入墨西哥辣椒或蒜瓣調味)。接著,將 2 份醋(米醋或酒醋更好)與 1 份水、1/4 份糖和 1/8 份鹽一起煮沸,再加入芫荽籽、芥菜籽和胡椒粒。煮沸後記得嚐嚐味道,如果味道調和得好(酸、甜、鹹合一),漬物的味道就會很棒。接著煮好的湯汁倒入剛剛的密封罐中鎖緊即可。

夜間零食

生蔬菜熟食板

很多人會養成在晚上吃劣質食物作為點心的習慣。我的朋友薩默對此的解決方案並非立刻放棄這個習慣，而是改用健康的零食，代替那些不健康的夜間零食。生蔬菜（可生吃的蔬菜）非常美味，而且熱量很低，並含有對健康有益的植化素。此外，一個擺盤美觀的生蔬菜熟食板也會有漂亮的顏色搭配。

你可以在一個大木頭砧板上放置切碎的生蔬菜，例如櫻桃番茄（cherry tomatoe）、西洋芹、切碎的（紫紅色或白色）高麗菜、黃瓜、胡蘿蔔、甜脆豆（sugar snap pea，厚皮圓身的軟莢豌豆）或切片（或整顆）甜椒。接著撒上鹽和胡椒調味，並可搭配你自己製作的「田園沙拉醬」（ranch dressing）。

要製作沙拉醬，可以把全脂優格（1杯）與第戎芥末（1茶匙）、白脫牛奶（buttermilk，牛奶製成奶油後剩下的液體，1/3杯）和細香蔥、鹽、胡椒、洋蔥粉、大蒜粉和乾歐芹混合在一起。你也可以將這種田園沙拉醬，倒入對半切開挖空的甜椒中一起上桌。

主餐

中東

科夫塔羊肉丸（Lamb Koftas）與香草斯佩爾特小麥飯

這些中東風格的科夫塔羊肉丸是以鹽膚木（sumac，一種來自漆樹的泥柑橘酸味香料）調味後，在烤箱中烘烤，方便食用，還可以與煮熟的超級穀物——斯佩耳特（Spelt）小麥飯一起食用。撒上薄荷、蔥與番茄，搭配濃稠的希臘優格，讓這道菜藏入各種豐富的味道。

將烤箱溫度調高預熱。然後把斯佩爾特小麥（120 克或半杯）放入鍋中煮 15 至 20 分鐘。

切碎一把乾蔓越莓和一瓣蒜頭，將其與半包（250 克）同樣切碎的草飼羊肉或牛肉以及鹽膚木香料（1 茶匙）、麵包粉（30 克）和胡椒粉相互混合。然後捏成餃子大小的球（香腸形狀亦可），接著在烤箱烘烤 12 至 15 分鐘。

將熟番茄切丁，然後切碎一把薄荷和少許蔥。把這些都加到瀝乾的斯佩爾特小麥飯中，再與少許橄欖油、鹽和胡椒粉混合（這是素食的作法）。

把少許橄欖油、鹽、胡椒和 1/3 罐優格相互混合。

以香草斯佩爾特小麥飯作為鋪墊，把肉丸放在上面，然後加上優格。

黎巴嫩

布格麥飯

這是一道簡單美味的布格麥[9]料理。布格麥是大米的健康替代品，含有更高蛋白質、大量維生素和礦物質，以及有益健康的植化素成分。這道菜的食材可依喜好調整，例如主要成分的鷹嘴豆可以更換為豌豆、櫛瓜、青豆等。非常適合搭配肉或魚來作為主菜的一部分，還可搭配沙拉和優格。它也可以單獨食用，只要加一點橄欖油，擠上一些檸檬汁，再撒上歐芹葉即可。布格麥飯很適合當成打算在隔天旅途中享用的午餐，甚至早餐也可以。

以橄欖油煎熟洋蔥，直至變成棕色。加入 2 至 3 個切丁的熟番茄、1 顆青椒和番茄醬，攪拌至青椒變軟、番茄醬變香（大約 3 至 4 分鐘）。

加入 2 杯布格麥、新鮮小茴香、鹽和黑胡椒，攪拌至布格麥完全被醬料覆蓋後，再加入 1 杯鷹嘴豆（或青豆、櫛瓜切片）繼續攪拌，然後關火。接著加入 3 杯溫水（或高湯），蓋上鍋蓋靜置 10 分鐘。上菜前記得充分攪拌直到飯粒變得蓬鬆。

上菜小祕訣：把布格麥飯裝滿整個小圓碗，將盤子面朝下蓋在碗

9　原注：布格麥是預熟過的全碎小麥。因為它使用的是全穀小麥（未經去皮或去胚芽），所以任何營養成分（胚芽、胚乳和麩皮所含的營養）都沒被剝除。這使得它的蛋白質、維生素和礦物質含量，高於普通白麵粉（一般小麥粉僅含胚乳，營養價值較低）。

上,然後把蓋在一起的碗和盤一起翻轉,讓盤子正面朝上。拿開碗後,便會留下一個整齊的半圓球形布格麥飯(也可用同樣的方式盛一般的飯),再接著加上歐芹、檸檬和橄欖油等配料。

俄羅斯／義大利

蘑菇蕎麥燉飯

蕎麥[10]是東歐的健康主食,尤其是在俄羅斯地區,當地人們普遍未罹患肥胖症或各種西方疾病。這道食譜融合了蕎麥的美味和健康益處,以及義大利燉飯的烹飪傳統。請注意這道食譜所需的攪拌過程比傳統義大利燉飯更少,因此可以更快上桌。

用 2 湯匙橄欖油把切碎的青蔥煎軟,加入 1 杯切碎的蘑菇,煮至完全焦糖化。加入一小塊奶油,然後倒入 1/2 杯粗烤蕎麥,攪拌至完全被油覆蓋,接著加入 1 又 1/2 杯蔬菜高湯加以煮沸。加入 1/3 杯磨碎的帕瑪森起司,煮至燉飯的濃稠度,再撒一點歐芹或細香蔥作為裝飾。

---

10 原注:儘管它的名字有麥,但蕎麥與小麥沒有任何關係。它是一種跟大黃有關的植物果實種子,因此不含麩質。蕎麥含高蛋白質、纖維和必需礦物質,而且具有聞起來很舒服的精緻堅果味。

土耳其

牧羊人沙拉（Coban Salatasi）

雖然這種典型的中東沙拉起源於土耳其，但它在希臘和高加索地區同樣很受歡迎，尤其是在新鮮食材充足的夏季經常製作。土耳其牧羊人會把番茄、小黃瓜和洋蔥帶到田裡，製作沙拉來當成一餐。

黃瓜──去皮、去籽並切丁
3-4 顆番茄──切丁
紅甜椒──切丁
3-4 根蘿蔔──切細丁
2 根青蔥──切成薄片
大束歐芹──捲緊後切碎
3 茶匙橄欖油、果汁、1 顆檸檬、1 茶匙鹽、1/2 茶匙胡椒──加入調味

摩洛哥

摩洛哥烤茄子

把茄子（圓茄）的頭尾兩端切掉，縱向削皮，削成斑馬條紋狀。然後切成 2.5 公分厚度的片狀。將切片排成行，放在鋪有烤盤紙的烤盤上，接著用鹽和胡椒調味，再淋上一層橄欖油。以高溫烘烤到一半時（15 分鐘），翻面再烤。

在碗中放入切碎的歐芹、香菜和蒔蘿（dill，北歐香料植物），一些切碎的蒔蘿醃菜（通常為酸黃瓜）和紅辣椒，2 瓣切碎的大蒜，鹽和胡椒粉，少許紅糖、孜然粉、特級初榨橄欖油和白酒醋，拌在一起醃 15 分鐘。

把烤好的茄子放在大盤子上，倒上醃好的所有材料。放在冰箱裡冷卻 1 小時。

索馬利蘭

羊肉馬拉克（Maraq）

馬拉克是一種相當美味的肉湯，是索馬利蘭和葉門的傳統食物。雖然把肉燉熟需要一段時間，但實際上備菜時間很短——只要

把所有東西放進鍋裡,確保湯沒乾掉即可。它的營養非常豐富,記得請肉販把帶骨羊肉切塊。

放入切塊的羊肩肉(帶骨)、切碎的洋蔥(1或2顆)、高麗菜、胡蘿蔔、蔥、青椒或紅甜椒、3個壓碎的蒜瓣、新鮮香料(小茴香、黑胡椒和薑黃各1/2茶匙,一點小荳蔻莢和丁香、月桂葉[11]、鹽〔適量〕和新鮮辣椒〔選用〕)一起放入鍋中,加水直至蓋過所有食材。

煮沸後關成小火,隨時檢查湯汁以防乾掉,同時以湯匙舀掉表面聚集的泡沫。當羊肉快熟透時(1至2小時),加入切成大塊的馬鈴薯和(1茶匙)新鮮壓碎的芫荽籽,然後繼續煮30分鐘。放冷10分鐘後再食用。可單獨食用,或搭配麵包、沙拉都很棒。

法國

檸檬奶油魚

經典的法式魚料理搭配檸檬奶油醬(lemon beurre)。

製作檸檬奶油醬時,請將切碎的紅蔥和一小塊薑炒香。當紅蔥

---

11 原注:除了芫荽籽末外,其他香料均可更換。請依自己的口味添加,如果缺少某些香料也沒關係。

焦糖化時，用半杯白酒將其收汁（deglaze，以白酒洗鍋收集汁液來做醬）。加入鹽和胡椒調味，擠入半顆檸檬汁，再加入 1 杯低脂鮮奶油（脂肪含量 20%以下）。再拿一個杯子，把 1 茶匙玉米澱粉先溶在水中，再倒入醬汁中。接著加入奶油塊，直至醬汁變得濃稠。之後將醬放入攪拌機中攪拌，以帶出蔥和薑的香味。

魚的部分使用任何種類的海魚都可以。先將魚撒鹽，然後塗上一層薄薄的橄欖油，接著抹上攪拌混合的麵粉和紅辣椒粉。隨後將魚放入加了奶油和少量橄欖油的鍋中，煎至熟透。與前面做好的檸檬奶油醬一起裝盤（直接倒在煎好的魚上，或先舀在盤子裡再放上魚也可以），然後用蒔蘿和檸檬裝飾。

印度

印度起司（Paneer，或用肉亦可）蔬菜咖哩（Jalfrezi）配荳蔻米和印度優格醬（raita）

這個食譜是把焦糖化的洋蔥和青椒，結合豐富的番茄底料，使用煎至金黃色的印度起司，搭配奶油荳蔻米飯和印度優格醬。這種起司含有健康比例的 omega-3 和 omega-6 脂肪，可對你

的新陳代謝產生很大的影響力，甚至比辣椒還強！印度起司可以替換為草飼羊肉或牛肉。

製作蔬菜咖哩時，請將 200 克的小塊起司塊（或肉）在橄欖油中煎 4 至 5 分鐘，直到呈酥脆金黃色。接著，把起司放到盤子上備用。然後將切碎的洋蔥、1 茶匙鹽和 2 茶匙糖一起煎至焦糖化。再加入切好的青椒，煮至變軟。接著，加入切碎的新鮮薑、蒜瓣（2 或 3 個）、辣椒（或 1/2 茶匙辣椒片）和 1 湯匙咖哩粉，拌炒至蔬菜都裹上咖哩。加入約 30 至 40 克番茄醬、2 個切片番茄和 300 毫升熱水，放入蔬菜高湯塊。最後加入剛剛備用的印度起司（或肉），煮至醬汁變少且新鮮番茄變軟。

用刀壓碎 6 個小荳蔻莢，放在平底鍋中，加入橄欖油和大量奶油煎炒。接著加入印度香米（120 克）並攪拌，讓香米裹上奶油。然後加入 300 毫升冷水煮到沸騰。一旦沸水表面到達香米頂部後，將爐火調小並蓋上蓋子。米飯不必顧，等咖哩煮熟後就可以吃了。

印度優格醬的做法是將切碎的黃瓜、切碎的一束新鮮香菜、檸檬汁、全脂希臘優格、鹽和糖混合在一起即可。

祕魯

臀肉牛排配藜麥飯和阿根廷青醬優格

這道豐盛的菜餚富含蛋白質與纖維，絕對是忙碌一天後的完美選擇。辛辣的阿根廷青醬（Chimichurri，材料包括歐芹、香菜、辣椒、大蒜和檸檬）優格，搭配富含蛋白質的牛排、藜麥和新鮮蔬菜，相當美味。

把 70 克藜麥放入水中煮沸，接著用小火續煮 18 至 20 分鐘，直到水被藜麥充分吸收。

從冰箱取出 2 塊牛臀肉（腰臀間的瘦肉）或沙朗牛排（胸脊肉）、菲力牛排（腰內肉）均可，肉的兩面請預先加鹽。接著將牛排拍乾，塗上橄欖油和孜然粉。在高溫預熱的煎鍋中煎牛排（不必加油，因為牛排已塗油）——每面煎 2 分鐘可達到半熟，煎 3 至 4 分鐘可達到半熟至全熟。煎好後將牛排移至砧板上。接著把紅甜椒切成條狀，炒軟當成配菜。請在食用前將牛排切成條狀。

製作番茄莎莎醬時，請將切成四等分的櫻桃番茄（125 克）與切碎的洋蔥混合，然後加入 1/2 湯匙的橄欖油和鹽調味。

製作阿根廷青醬優格時，請將一把新鮮香菜和歐芹、1 瓣蒜片和 1 個紅辣椒（去籽）切成薄片，然後用研杵和研缽碾成糊狀（加一點水）。接著加入 80 克全脂希臘優格和新鮮檸檬汁，加以攪拌。

把酪梨去除果皮和果核，切成薄片。

將牛排、紅椒、番茄莎莎醬、優格和酪梨放在藜麥飯上，並用一片檸檬裝飾。

美國

新英格蘭鮮魚巧達濃湯（Chowder）

巧達一詞源自法語 chaudière，原指一種用來煮燉菜和燉湯的鍋子。這個食譜的菜餚製作簡單且應變性強，可以根據手邊現有的蔬菜進行替換。

在平底鍋中，用奶油把切碎的洋蔥和小胡蘿蔔（2 到 3 根）煎至軟化（也可加入小片培根增加鹹鮮風味）。接著加入 3 顆馬鈴薯（切成小塊）、甜玉米（冷凍袋裝或罐裝均可）、1 杯魚高湯、1 片月桂葉、鹽、胡椒和辣椒粉調味。接著在鍋裡加水直到剛好淹過馬鈴薯。煮沸後轉成小火，續煮 15 分鐘。接著再關至最小火，直到湯汁不再沸騰，便可加入 1 杯低脂鮮奶油（或牛奶亦可），攪拌至巧達濃湯變濃稠。然後加入 2 片鱈魚片直至魚肉煮熟，通常要煮 5 分鐘（可使用任何白肉海魚，也可以加入蛤蜊和貝類）。魚肉煮熟後，拌入一束切碎的歐芹即可食用。

中國

河粉

這頓美味、豐盛、營養的餐點可以在 15 分鐘內完成。河粉的麵條扁平，種類繁多。請購買新鮮河粉而非乾河粉，以獲得更正宗的味道。

在鍋中用橄欖油將切碎的洋蔥和甜椒煎 3 至 4 分鐘，直到變軟。加入切碎的新鮮生薑和大蒜調味，接著加入白菜，並將所有將蔬菜推到鍋內一側，在另一側煎 3 個蛋白。蛋白煎熟後，把蛋白與蔬菜混合。接著加入新鮮寬河粉，再倒入少許香油、米醋、魚露、醬油和少量水。用大火炒至麵條熟後，以芝麻和蔥裝飾。

如欲瞭解更多烹飪資訊和食譜創意，請造訪 www.mymetabology.com 網站。

致謝

在我的第一本書《我們為何吃太多》獲得成功後，我的出版商和作家經紀人都不遺餘力地試圖說服我寫一本後續。他們不斷提醒我：「打鐵要趁熱啊！」不過問題在於我並沒有什麼新的想法，因此也沒有靈感寫一本續作。直到我與約旦朋友薩默談到他維持減肥和健康所做的心理調整後，我才終於找到新的寫作方向。薩默，謝謝你的友誼，也謝謝你為我寫第二本書提供的深刻見解。

特別感謝「企鵝生活」（Penguin Life）的企劃編輯傑咪·伯克特（Jamie Birkett）的耐心建議，協助指導本書的進展。還要提前感謝我在 Peters, Fraser & Dunlop 的作家經紀人伊麗莎白·謝克曼（Elizabeth Sheinkman），感謝她（在將來）為了協助這本書推廣給全世界讀者所做的努力。

感謝安姬·富蘭克林（Angie Franklin〔@therubicon〕）對於醫療溝通和長期策略方面的指導。感謝麥爾坎·威利特（Malcolm Willett）繪製的精彩插圖，這些插圖有助於生動呈現本書的重要概念。

我還要感謝西瑪·亞拉曼奇利（Seema Yalamanchili）、曼策爾·穆苟（Muntzer Mughal）、艾比·史蒂文森（Abi Stevenson）、薩蒂許·查特瓦尼（Satish Chatwani）、貝拉·詹姆斯（Bella James）、艾拉·赫西·法拉（Ella Hersi Farah）和艾爾文·西茲（Alwyn Seeds）等人給予我的討論、熱情和對本書的想法。

我也要謝謝各位廚師們！亨麗埃塔・科坦（Henrietta Cottam）、奧黛莉・強森（Audrey Johnson）、珍妮佛・拉比許（Jennifer Lapish）、法碧・普拉吉耶（Fabi Pragier，fabipragier.co.uk）、莉亞・比爾茹（Ria Birdie，cookingwithria.com）和果斯托（Gousto）所貢獻的食譜。

感謝我在飲食方面的同事凱薩琳・沃勒（Katherine Waller）提出的「外帶午餐」建議。

給倫敦大學學院醫院的同事們：瑪安・哈桑（Maan Hasan）、溫特・蒙（Wint Mon）、詹姆斯・霍丁（James Holding）、安德里亞・普奇（Andrea Pucci）、瑞秋・巴特漢（Rachel Batterham）、馬可・阿達莫（Marco Adamo）、默・埃卡拉維（Mo Elkalaawy）和哈利・馬卡基斯（Harry Markakis）。一如既往地感謝各位給予我如此出色的團隊合作與支持。

特別感謝伊芙・基斯利（Eve Keighley）和喬治斯・狄米崔亞迪斯（Georgios Dimitriadis）博士在論壇《肥胖：大真相》（*Obesity: The Big Truth*）所做的努力，他讓「體重設定點」理論的概念得到專業醫療人士更廣泛的認可。

在阿拉伯聯合大公國的部分，要感謝我的外科同事阿德莉安娜・羅通多（Adriana Rotundo）博士和她的丈夫福林（Flinn）的熱情和鼓勵，以及精神科顧問狄娜・艾莎瑪（Dina Elshamaa）博士對大腦如何運作（與如何出了問題）的見解。還要感謝普雷姆・洛博（Prem Lobo）和艾莉雅・普斯特（Aliah Poost）所提供的網路和行銷協助。

我的辦公室在文學、外科和法醫學工作方面之所以能夠保持開放、高效率和高產能，必須歸功於我出色的個人助理娜塔莉・科爾（Natalie Cole）。感謝你在我撰寫這本書時，仍能維持辦公室的順利

運作。

　　最後,永遠感謝我的家人,你們一如既往地以幽默和美味的食物支持我(並且容忍我)!謝謝你們給我的愛。

鷹之喙 07

如何吃（仍能維持減重）：掌握身體代謝機制與大腦慾望的科學
How to eat(and still lose weight) : a science-backed guide to nutrition and health

| 作　　　者 | 安德魯・詹金森 Andrew Jenkinson |
| 譯　　　者 | 吳國慶 |

總　編　輯	成怡夏
責 任 編 輯	陳宜蓁
行 銷 總 監	蔡慧華
封 面 設 計	莊謹銘
內 頁 排 版	宸遠彩藝

出　　　版	左岸文化事業有限公司 鷹出版
發　　　行	遠足文化事業股份有限公司（讀書共和國出版集團）
	231 新北市新店區民權路 108 之 2 號 9 樓
客服信箱	gusa0601@gmail.com
電話	02-22181417
傳真	02-86611891
客服專線	0800-221029

| 法 律 顧 問 | 華洋法律事務所 蘇文生律師 |
| 印　　　刷 | 成陽印刷股份有限公司 |

初 版 一 刷	2024 年 8 月
初 版 三 刷	2025 年 8 月
定　　　價	420 元
I　S　B　N	978-626-7255-47-6
	978-626-7255-45-2 (EPUB)
	978-626-7255-44-5 (PDF)

Copyright © Dr. Andrew Jenkinson 2024
This edition is published by arrangement with Peters, Fraser and Dunlop Ltd. through Andrew Nurnberg Associates International Limited
Translation copyright © 2024, by Eagle Publishing, an imprint of Altuvius Books Ltd
Illustrations copyright © Malcolm Willett @ The Rubicon

◎版權所有，翻印必究。本書如有缺頁、破損、裝訂錯誤，請寄回更換
◎歡迎團體訂購，另有優惠。請電洽業務部（02）22181417 分機 1124、1135
◎本書言論內容，不代表本公司／出版集團之立場或意見，文責由作者自行承擔

國家圖書館出版品預行編目 (CIP) 資料

如何吃 (仍能維持減重)：掌握身體代謝機制與大腦慾望的科
學 / 安德魯. 詹金森 (Andrew Jenkinson) 作 ; 吳國慶譯. -- 初版 .
-- 新北市 : 鷹出版 : 遠足文化事業股份有限公司發行 , 2024.08
　面；　公分 . -- (鷹之喙 ; 7)
譯自：How to eat(and still lose weight) : a science-backed guide to nutrition and health
ISBN 978-626-7255-47-6(平裝)
1. CST: 健康飲食　2. CST: 減重

411.3　　　　　　　　　　　　　　113008451